COURS

DE

MÉDECINE HOMOEOPATHIQUE

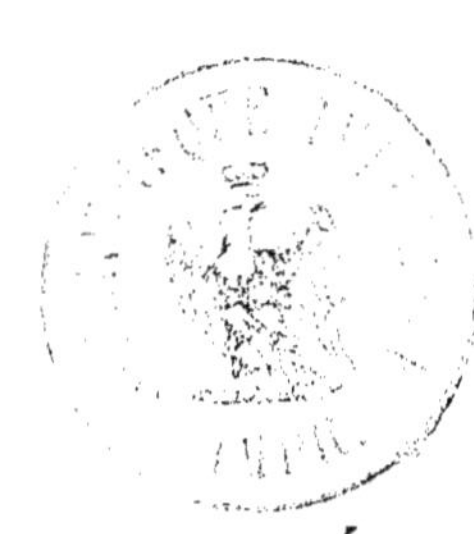

PARIS. — IMP. SIMON RAÇON ET COMP., RUE D'ERFURTH. 1

COURS

DE

MÉDECINE HOMOEOPATHIQUE

PAR

LE DR LÉON SIMON FILS

(EXTRAIT DE L'HAHNEMANNISME)

PARIS

J.-B. BAILLIÈRE ET FILS

LIBRAIRES DE L'ACADÉMIE IMPÉRIALE DE MÉDECINE

6, rue Hautefeuille, près le boulevard Saint-Germain

1868

COURS

DE

MÉDECINE HOMŒOPATHIQUE

PREMIÈRE CONFÉRENCE

LOI DES SEMBLABLES

Messieurs,

Plus de trente ans se sont écoulés depuis le jour où l'homœopathie prit position dans l'enseignement libre ; celui de nos maîtres qui acceptait alors la mission d'exposer la doctrine de Hahnemann et de la défendre, ne fit jamais défaut à la tâche qu'il s'était lui-même imposée. Envisageant l'œuvre du médecin allemand comme une réforme intégrale de l'art de guérir, c'est-à-dire comme présentant à la fois une doctrine et une méthode, sa préoccupation constante fut de la faire apprécier dans sa valeur philosophique et dans sa portée pratique, de repousser ainsi d'injustes attaques et de concourir à tous les développements légitimes d'une grande idée[1].

Le professeur dont je parle, messieurs, était mon père.

---

[1] Cet enseignement a été résumé dans deux ouvrages : *les Leçons de médecine homœopathique*, publiées en 1855 ; et les *Commentaires sur l'Organon*, lesquels parurent vingt ans après.

Héritier de sa pensée et de ses tendances, associé pendant vingt ans à ses travaux, je viens ici continuer son œuvre. Vous comprendrez maintenant l'émotion que j'éprouve en abordant cette chaire où se rencontrent pour moi, et j'ose le dire, pour notre école, un grand exemple et de glorieux souvenirs.

Je ne me dissimule pas, croyez-le bien, les difficultés qui m'entourent. Isolé maintenant, je sais qu'il ne me suffira pas de suivre dans leur application les principes hahnemanniens, qu'il me faudra avant tout les étudier en eux-mêmes, dans leur enchaînement et leur utilité ; mais j'ai pour me guider une tradition déjà ancienne, car elle remonte à 1855, et j'aurai, pour me soutenir, votre attention bienveillante et impartiale. Je la réclame, messieurs, au nom de la cause que je viens défendre, au nom de la science et du progrès.

Mais l'exposition de l'homœopathie peut être envisagée de deux points de vue différents : il est possible de suivre l'étude de cette doctrine par *déduction* ou par *induction*. Dans le premier cas, il faut partir de son principe le plus général pour arriver jusqu'aux principes secondaires, aux lois et aux moyens ; dans le second, il est nécessaire de rechercher la vérité généralement admise, pour en induire l'existence nécessaire de celles qui sont encore controversées. Le choix entre ces deux procédés doit toujours être dicté par les préoccupations et les difficultés du moment.

Lorsqu'il s'agissait autrefois de défendre l'œuvre de Hahnemann contre ses antagonistes, il suffisait d'étudier successivement les différents termes du problème médical et de vous exposer les solutions offertes pour chacun d'eux par l'homœopathie. Dans ce cas, le problème physiologique se posait le premier, par cette seule considération que l'homme malade est avant tout un être vivant. Puis venait l'étude de la pathologie, de la matière médicale, enfin l'exposition de notre thérapeutique, étudiée sous le triple rapport de sa loi, de sa méthode et de ses moyens.

Aujourd'hui, la situation n'est plus aussi simple. A côté des médecins qui repoussent l'homœopathie dans son ensemble et la condamnent sur la seule constatation de son identité, se trouvent ceux qui en acceptent une partie et rejettent le reste, demandant à la tradition le complément dont ils manquent. Ceux-ci obéissent à une tendance : diviser, morceler l'œuvre du maître, repousser ce que leur raison n'admet pas, remplacer cette partie de la doctrine par quelques principes empruntés aux anciens systèmes, et cela en vue d'unir le passé de la science à son présent.

Il y a là une prétention nouvelle dont je veux vous faire juges, et, pour cela, je n'ai qu'un moyen, c'est de partir des points communs pour arriver à l'examen des problèmes qui nous divisent ; de là l'utilité de la méthode inductive qui m'a paru préférable, pour cette année du moins.

Or, la vérité-principe qui a survécu à toutes les discussions, c'est la *Loi des Semblables*, base de notre thérapeutique ; c'est donc sur elle que je fixerai votre attention, vous demandant de l'étudier en elle-même, puis dans ses rapports avec la doctrine formulée par Hahnemann, avec la méthode tracée par ce maître illustre, et avec les moyens qu'il préconise, je veux dire les doses infinitésimales.

Tel est, messieurs, l'ordre que je me propose d'observer dans ces conférences, le programme auquel je veux m'astreindre. Permettez que, sans m'y arrêter davantage, nous abordions sans délai l'étude de la loi de similitude, que je vous proposerai d'examiner avec moi par rapport à la signification qu'il convient de lui donner, et aussi dans ses raisons et dans sa portée.

I

Cette loi a été formulée par son auteur dans les termes les plus simples : *Similia similibus curantur;* ce qui, dans sa pensée, revient à dire que, pour guérir, il faut *diriger contre l'universalité des symptômes du cas morbide individuel, celui d'entre tous les médicaments dont on connaît bien la manière d'agir sur l'homme en santé, et qui possède la faculté de produire la maladie artificielle la plus ressemblante à la maladie naturelle qu'on a sous les yeux* [1].

Il suit de là que cette loi exprime seulement un rapport, le rapport existant entre *les symptômes* par lesquels la maladie se caractérise, et *ceux* que l'agent curatif de cette même maladie a puissance de faire naître ; ce rapport étant tout de *similitude* ou d'*homogénéité*.

Je dis, messieurs, de *similitude* et non d'*identité*, et cette distinction est nécessaire ; car, c'est en l'oubliant, qu'on a cru devoir adresser à l'homœopathie des critiques qu'elle ne méritait pas. Nous n'avons jamais dit, en effet, qu'il fallût opposer, à un état morbide, une action de même ordre, une maladie de même espèce ; nous n'avons jamais enseigné que la belladone eût puissance de faire naître la scarlatine, le quinquina la fièvre intermittente, et le mercure la syphilis ; mais nous avons entendu que ces médicaments produisaient des maladies artificielles, spéciales, exprimées par les symptômes semblables à ceux de la scarlatine pour la belladone, de la fièvre intermittente pour le quinquina, de la syphilis pour le mercure. De là vient que si l'homœopathie a recommandé de combattre cette dernière affection avec des médicaments

[1] *Organon.* § 24.

similaires, elle n'a jamais songé à la poursuivre avec le virus même qui l'engendre. Entre l'homœopathie et l'isopathie, il y a donc un abîme, celui qui sépare l'*analogie* de l'*identité*.

En réalité, la loi de similitude compare les effets produits par deux puissances : la cause morbide d'une part, le médicament de l'autre ; toutes deux frappant sur des sujets antérieurement sains ; et elle affirme que du moment où ces deux forces peuvent s'annihiler, quand elles se rencontrent dans un même organisme, c'est qu'elles auront puissance de déterminer des manifestations semblables quant à leur expression symptomatique, alors qu'elles agiront séparément.

Veuillez remarquer maintenant les termes dont Hahnemann s'est servi. Il n'a pas dit avec Hippocrate : *vomitus vomitu curatur*, ce qui eût été exprimer un fait et non pas formuler une loi ; il ne s'est pas servi de la sentence de Paracelse : *simile per simile curatur* ; il a pris les manifestations morbides et pharmacodynamiques dans leur ensemble, et il a dit non pas *le* semblable, mais *les* semblables : SIMILIA ; entendant par là, que la maladie artificielle et la maladie naturelle devaient être comparées dans tous leurs phénomènes, si l'on voulait arriver à reconnaître leur analogie.

II

La loi des semblables étant ainsi précisée, il nous faut, messieurs, en chercher les raisons, et je puis ici vous offrir trois ordres de preuves : les unes expérimentales, les autres logiques, les dernières historiques, de telle sorte que l'expérience, la raison et l'histoire viennent déposer en faveur du principe thérapeutique posé par Hahnemann.

1° *Les preuves expérimentales* sont nombreuses, je vous citerai les plus saillantes, je veux dire les effets physiologiques, comparés à l'action thérapeutique, de ces médicaments qui guérissent à coup sûr entre les mains de nos adversaires, c'est-à-dire des spécifiques, le le plus beau fleuron de la couronne médicale.

Le quinquina guérit la fièvre intermittente, c'est un fait indéniable; peut-il en déterminer les symptômes chez l'homme en santé? Hahnemann dit oui, et il le prouve par son expérience personnelle.

A cette affirmation, MM. Trousseau et Pidoux opposent une dénégation formelle. Seulement, tandis qu'ils sou-tiennent dans la préface de leur traité de thérapeutique que l'on peut prendre 8 grammes de poudre de quinquina sans en éprouver d'effet, ils ajoutent à la page 550 du tome premier du même ouvrage : « L'action du quinquina sur l'homme en santé n'est pas toujours aussi innocente qu'il a plu à quelques thérapeutistes de le proclamer; » et ils complètent leur affirmation en empruntant à Bretonneau ce passage caractéristique : « L'observation de chaque jour prouve que le quinquina, donné à haute dose, détermine, *chez un grand nombre de sujets*, un mouvement fébrile très-marqué. Les caractères de cette fièvre et l'époque à laquelle elle se manifeste varient selon les individus. Le plus souvent des tintements d'oreille, la surdité et une sorte d'ivresse précèdent l'invasion de cette fièvre, un *léger frisson* s'y joint; une *chaleur sèche*, accompagnée de céphalalgie, succède à ces premiers symptômes, s'éteint graduellement et se termine par de la *moiteur*; loin de céder à de nouvelles et plus fortes doses, la fièvre causée par l'absorption du principe actif du quinquina ne manque pas d'être exaspérée[1]. »

Il y a plus, un fabricant de sulfate de quinine, M. Zimmer

---

[1] Trousseau et Pidoux, *Traité de thérap.*, t. I. p. 551

(de Francfort), a soutenu, devant l'Académie des sciences, que les ouvriers occupés à la pulvérisation de ce médicament étaient souvent en proie à des accès de fièvre accompagnés d'une éruption spéciale.

Ainsi le pouvoir fébrigène du quinquina est hors de doute. Si MM. Trousseau et Pidoux le nient un moment, ils ne tardent pas à reconnaître leur erreur en acceptant l'affirmation de Bretonneau, par contre celle de Hahnemann, et l'Académie des sciences l'admet en consignant dans ses annales le fait proclamé par le manufacturier allemand. Il y a donc ici un médicament qui guérit à coup sûr un état pathologique dont il a puissance de faire naître les symptômes : *Similia similibus curantur*.

Ce que je dis ici du quinquina et de la fièvre d'accès, je pourrais le répéter du mercure et de la syphilis, du soufre et de la gale. Les ulcères produits par le premier de ces médicaments, sur l'homme en santé, ne sont-ils pas tellement semblables au chancre primitif, que le diagnostic sur ce point n'est pas toujours facile à établir? Le soufre ne détermine-t-il pas une éruption vésiculeuse ressemblant de tous points à celle qu'engendre la présence de l'acare?

Autre exemple : A l'article TREMBLEMENT NERVEUX de son *Traité de pathologie générale*[1], M. Dubois (d'Amiens) avance que « le tremblement survient chez les individus qui font usage de l'opium à doses élevées. A Constantinople, ajoute-t-il, on appelle *trembleurs* les malheureux qui passent leur vie dans les cafés à s'entretenir dans une sorte d'exaltation au moyen de l'opium. »

Puis, deux pages plus loin, à propos du *delirium tremens*, le même auteur enseigne que le « traitement préconisé contre cette maladie consiste dans l'*administration de préparations opiacées...* » Il affirme même que « l'excitation qui suit la première dose ne doit pas empêcher de conti-

[1] T. II, p. 199.

nuer. » Notons que le secrétaire perpétuel de l'Académie de médecine n'est pas homœopathe.

L'effet pathogénétique et curatif de la belladone, par rapport à la scarlatine lisse, n'est pas moins remarquable. Tandis que Hufeland reconnaît que ce médicament, ainsi que l'enseignait Hahnemann, non-seulement guérit cette fièvre éruptive, mais peut encore en préserver, MM. Trousseau et Pidoux conviennent qu'il a puissance d'engendrer sur l'homme sain une érythème. Ils vont même jusqu'à dire : « Cette éruption qui rappelle assez bien celle qui caractérise la scarlatine, a été signalée par un certain nombre d'observateurs[1]. »

Un dernier fait. Un de nos collègues, le professeur Imbert-Gourbeyre (de Clermont-Ferrand), étudiant l'arsenic sous le double rapport des symptômes qu'il guérit et de ceux qu'il engendre, a résumé le résultat de ses études en proclamant ce médicament à la fois fébrigène et fébrifuge, dermatogène et dermatofuge, rhumatogène et rhumatofuge.

Que pouvons-nous conclure de tous ces faits, messieurs? Si ce n'est que les actions thérapeutiques, dont je viens de rappeler les caractères, déposent toutes en faveur de cette loi ; que tout médicament capable de triompher à lui seul d'un état morbide, capable de le détruire dans sa cause et dans ses effets, a aussi le pouvoir de faire naître sur l'homme en santé tous les symptômes par lesquels cet état morbide se caractérise ; d'où l'exactitude de la formule hahnemannienne : *Similia similibus curantur !*

2° *Les preuves logiques* de la loi de similitude consistent à la rattacher à un fait plus général, capable de nous en rendre compte; ce fait est celui de *l'action* et de la *réaction*.

Les médicaments en effet sont, par rapport à l'organisme, des modificateurs externes, et tout le monde sait que les

[1] *Loco cit., t. I.*

effets produits par ces derniers sont de deux ordres : En premier lieu, l'activité semble leur appartenir exclusivement, le sujet sur lequel ils déploient leur puissance parait être passif; c'est la *période d'action*. La *réaction* vient ensuite, due elle-même à l'énergie vitale cherchant à dominer l'impression qu'elle a reçue, et, pour cela, déterminant des effets opposés à ceux qui avaient été produits d'abord. C'est en vertu de cette loi qu'un état d'apathie relative succède à l'excitation que produit le café, et aussi que l'emploi des purgatifs est suivi d'une constipation toujours plus tenace, celle de l'opium, d'une insomnie croissante.

De plus, la réaction est, en thérapeutique, le dernier fait qui se produise; celui, dont les caractères ne s'effaceront pas, et qui doit être, par conséquent, curatif. De là vient que c'est à lui qu'il faut faire appel. N'est-ce pas ce qui arrive aux malades soumis à un traitement hydrothérapique, et pour lesquels on compte par-dessus tout sur la réaction; pour lesquels on la veut franche, énergique? N'est-ce pas aussi cette réaction que l'on demande aux eaux minérales? De sorte que du moment où le malade soumis à ces dernières signale cette recrudescence de toutes ses douleurs, qu'on nomme *la poussée*, le médecin se réjouit, parce qu'il sait qu'à cette action perturbatrice succédera une réaction salutaire et durable.

Ce qui est vrai ici pour les deux exemples que je viens de rappeler, l'est plus encore, messieurs, du médicament homœopathique, par cette raison que celui-ci pénètre dans l'organisme avec toute sa puissance pathogénétique, c'est-à-dire, avec la faculté de développer une *maladie artificielle semblable à la maladie naturelle* qu'il doit combattre, maladie artificielle qui atteindra les mêmes organes, se caractérisera par des phénomènes identiques à ceux de cette maladie, en un mot, pourra s'ajouter à cette dernière, mais non pas s'y substituer. N'est-il pas évident alors que la réaction venant à se produire, l'organisme triomphera en même temps des deux actions qu'il lui a fallu supporter et qui sont venues se confondre, je veux dire : celle de la cause morbide et celle du médicament, et que la guérison en sera la conséquence nécessaire?

Deux faits vous prouveraient, au besoin, qu'il en est réellement ainsi. Le premier se rapporte à l'aggravation qui se produit souvent quand on administre un médicament homœopathique, le second est le développement de phénomènes accessoires particuliers à l'agent employé, mais étrangers à la maladie. Ce qui le prouvera mieux encore sera d'arrêter l'administration du médicament après cette période d'aggravation, car alors tout s'apaisera, et une amélioration notable, parfois même la guérison, sera la conséquence de la réaction déployée par l'organisme. Tous ces faits sont d'observation journalière.

La loi des semblables se rattache donc à un fait plus général qu'elle-même, l'action et la réaction; elle est ainsi logiquement justifiée.

5° *Preuves historiques*. — L'histoire vient à son tour déposer en faveur de l'exactitude de notre principe, non pas que nous le trouvions nettement formulé dans le passé; non, il fut alors seulement entrevu; mais parce que nous rencontrons dans la tradition des faits sans nombre qui viennent le confirmer.

Or, messieurs, cette preuve a une importance extrême, par cette seule raison que le savant n'invente pas les lois naturelles, il les découvre; de sorte qu'il lui importe surtout de montrer ces lois écrites, par la main de Dieu, dans les faits eux-mêmes.

Hahnemann l'avait parfaitement compris : « La vérité, disait-il, est éternelle comme la divinité elle-même. Les hommes peuvent la négliger pendant longtemps, mais le moment arrive enfin où, pour l'accomplissement des décrets de la providence, ses rayons percent le nuage des préjugés, et répandent sur le genre humain une clarté bienfaisante que rien désormais ne peut éteindre [1].» Cherchant, d'après cela, dans la tradition les faits confirmatifs de sa découverte, il affirme que *chaque siècle en offre des traces palpables.*

C'est d'abord Hippocrate guérissant le choléra avec l'ellébore blanc, substance à laquelle Forest, Ledel, Reimann accordent la faculté de produire une affection cholériforme; Willis triomphant de l'épidémie de suette de 1485 avec des sudorifiques, Fisher notant la guérison d'une dysenterie à la suite de l'emploi de substances purgatives; Whistling et J. C. Bernhart guérissant des affections convulsives avec l'agaricus muscarius, lequel produit des convulsions accompagnées de tremblements; Hoffmann, G. E. Stahl, Buchwald et Loeseke, Haller recommandant la millefeuille dans les hémorrhagies, tandis que Hoffmann et Bockler lui ont vu produire le flux de sang, l'hématurie et l'épistaxis; Stœrck produisant et guérissant la leucorrhée avec le dictamne, produisant et guérissant un exanthème suintant, à l'aide de la clématite; Rossi, van Mons, Monti et Sybel développant avec le Sumac une éruption vésiculo-pustuleuse, et guérissant avec lui des exanthèmes de même forme, ainsi que Dufresnoy et van Mons le reconnaissent; Baglivi, Barbeyrac, Gianella, etc., assurant que l'ipécacuanha guérit la dysenterie, tandis que Murray, Scott et Geoffroy reconnaissent à cette substance la faculté de provoquer les hémorrhagies intestinales. Cette similitude enfin se retrouverait entre les vertus curatives de l'opium, du datura stramonium, du plomb, comparés aux effets pathogénétiques de ces mêmes substances reconnus par l'antiquité.

Il était impossible que des faits aussi nombreux, disons-

[1] Voy. Dans l'*Organon de l'art de guérir*, le chapitre des guérisons homœopathiques dues au hasard, p. 55.

le même, aussi vulgaires, passassent toujours inaperçus ; d'où cette formule, bien vague sans doute, des philosophes atomistiques *similia in similia agere posse, similia similiaque petere* ; de là encore le *vomitus vomitu curatur* d'Hippocrate, et surtout cet aphorisme où il est dit que les maladies guérissent tantôt par les semblables, tantôt par les contraires ; aussi cette formule de Paracelse que je citais tout à l'heure, *simile sui simile curat*. Il faut dire seulement que cette formule se rapproche de la loi hahnemannienne bien plus par la forme que par le fond, en ce sens que son auteur entendait exprimer par là le rapport existant entre la nature du médicament et celle de la cause morbide[1], tandis que Hahnemann considère seulement les symptômes produits par l'une et l'autre de ces puissances. Laissez-moi vous citer encore cette formule plus précise de Thomas Campanella: *similia similibus applicanda* : et cette affirmation d'Angelus Sala, que *les semblables sont guéris par les semblables*.

Ces exemples pourraient être multipliés encore ; mais ceux qui précèdent suffisent à montrer la loi de similitude écrite dans les faits, entrevue par les savants et proclamée par Hahnemann.

Enfin, messieurs, si vous interrogiez l'histoire pour savoir quel a été le sort de cette loi depuis le jour où elle fut formulée, vous la verriez naître dans une petite ville d'Allemagne et marcher ensuite à la conquête du monde. De telle façon que dans toutes les contrées de l'Europe, en Afrique, en Asie, sur les rivages de la libre Amérique, vous rencontrerez aujourd'hui des hommes occupés à la défendre et surtout à l'appliquer. Poursuivant alors vos investigations vous trouverez la loi de similitude donnant à la pratique une unité jusqu'alors incon-

---

[1] Ceci résulte du développement donné par Paracelse à sa formule, développement ainsi défini : *Mercurius, mercurio ; scorpionum, scorpioni : mel, melli,* etc.

nue, et cela depuis les bords de la Clyde jusque sur les rives de l'Ohio. Pendant que l'allopathie modifie ses systèmes et ses formules de pays à pays, et souvent de médecin à médecin, se débattant entre la médecine allemande, la médecine anglaise, la médecine italienne, la médecine française etc., vous retrouverez parmi les disciples de Hahnemann, quel que soit le climat où ils se trouvent, une uniformité de principes, de méthode et de moyens, que l'anarchie allopathique ne sait ni comprendre ni expliquer.

L'histoire prouve ainsi, messieurs, que la loi des semblables est de tous les temps et de tous les pays, qu'elle possède ces deux caractères de la vérité, je veux dire l'*unité* et l'*universalité*.

Je dois en convenir cependant, cette même étude nous conduit à une objection importante, en nous montrant un principe opposé, la *loi des contraires*, traversant les siècles comme le ferait un axiome, et si généralement admise qu'elle est devenue populaire. Quoi de plus simple, en effet, en apparence, que cette formule ; le contraire est guéri par son contraire ? De même que deux forces opposées se détruisent, ne semble-t-il pas naturel que le médicament et la cause morbide doivent présenter cet antagonisme pour que la guérison se produise ?

Mais ici les apparences sont trompeuses ; il suffit, pour s'en convaincre, de préciser le sens de cette expression de contrariété. Si nous prenons d'abord le principe de Galien dans son expression propre, nous y trouverons un non-sens. Qu'est-ce, en effet, que le contraire de la maladie, sinon la santé ?

Si nous cherchons ensuite à établir la contrariété entre les symptômes de la maladie et les effets pathogénétiques du médicament, là où nous avons reconnu si facilement le fait de similitude, nous arrivons à une impossibilité absolue. Comprendriez-vous, par exemple, un

ensemble de symptômes contraires à ceux qui caractérisent la scarlatine, la pneumonie ou l'une des formes
de la fièvre typhoïde? Évidemment, il n'y a rien que
nous puissions concevoir comme *le contraire* de l'éruption
scarlatineuse, comme *le contraire* de la fièvre, de la toux
et de l'expectoration pneumoniques; il n'y a pas de bruits
stéthoscopiques qui soient *le contraire* du souffle bron-
chique ou du râle crépitant.

Aussi est-il juste de dire que l'on ne s'est jamais proposé
d'arriver, par l'expérimentation physiologique, à obtenir
un semblable résultat.

Au lieu de comparer l'une à l'autre la maladie naturelle
et la maladie artificielle, prises dans leur ensemble, on
s'est attaché à un seul de leurs caractères. On a dit
que l'action purgative était le *contraire* de la constipation,
l'action sédative de l'opium le *contraire* de l'insomnie, et
l'excitation que donne le café le *contraire* de la somnolence. Dans ce cas, le principe de Galien s'est rattaché à
un fait expérimental, mais il est devenu le symbole des
actions palliatives. La loi des semblables restant celle des
actions curatives, on trouve entre l'allopathie et l'homœopathie toute la distance qui sépare un soulagement passager d'une guérison durable.

Mais la loi des contraires a été prise dans une troisième
acception, c'est-à-dire qu'on lui a fait représenter un autre
rapport: celui qui existe entre la *nature* du médicament
et la *nature* de la maladie, et l'on a déclaré, en la for-
mulant, que toute substance capable de triompher d'un
état morbide devait être *contraire* par nature à ce dernier :
contraria contrariis curantur.

Pris de ce point de vue, le principe de Galien n'est
plus qu'une hypothèse à laquelle il fallait au moins une
démonstration : hypothèse qui engage la médecine dans
la recherche d'un problème insoluble, en l'obligeant à pénétrer la nature, l'essence des maladies et celle des agents

thérapeutiques. Il y a plus. En s'arrêtant à ce terme, le médecin de Pergame a fait une œuvre incomplète; autrement il aurait dû dire à quels caractères il sera possible de reconnaître l'agent thérapeutique *opposé par sa nature* à la maladie dont il doit triompher.

Le problème ainsi posé, la médecine a épuisé ses forces à lui chercher une solution, s'adressant d'abord à la philosophie, dont elle a trop souvent reflété les tendances et les systèmes ; plus tard, aux sciences accessoires qui parurent un instant lui offrir une base assurée; et alors elle s'est trouvée tour à tour spiritualiste et matérialiste, tour à tour humorale, chimique, physique, enfin éclectique, et a même cherché parfois ses inspirations jusque dans l'astrologie et l'alchimie.

Toutes ces tentatives ayant échoué, Haller proposa la physiologie, et Morgagni l'anatomie elle-même, à l'aide de laquelle il espérait réunir deux notions importantes, celle de la cause et celle du siége de la maladie, cause et siége que l'anatomie devait indiquer : *De sedibus et causis morborum per anatomen investigatis.*

Mais connaître d'une maladie sa cause et son siége, ce n'est pas en avoir une notion complète ; surtout ce n'est rien dire qui puisse en fixer le traitement; aussi Pinel essaya-t-il d'un autre moyen. Au moment où les classifications parurent donner aux sciences naturelles un point de départ précis, ce médecin, plus prudent que hardi, pensa qu'il devait en être de même pour la médecine, et que tout le problème médical se réduisait à trouver une classification nosologique et à indiquer la place que devait y occuper l'état morbide dont il fallait tracer le traitement. Mais, cette classification n'ayant jamais été nettement établie, pas plus par Pinel que par Sauvages, le système péchait par la base; il fallut l'abandonner.

On en revint alors à la pensée de Morgagni, développée par Bichat et plus tard par Broussais, suivie par les ana-

tomo-pathologistes, pensée qui se traduisait par ces mots :
« Qu'est l'observation si l'on ignore où siége le mal [1] ? »

Que tous ces essais aient fait accomplir à la pathologie
d'importantes découvertes, personne ne songe à le nier ;
mais qu'ils aient été impuissants à nous faire connaître
les propriétés des médicaments et les indications auxquelles ils répondent, on ne peut non plus le mettre en
doute. Il n'y a même là rien qui doive nous surprendre ; car
pour arriver à tracer le traitement d'une maladie, il
faut non-seulement connaître cette dernière dans ses altérations anatomiques, mais encore savoir découvrir les
vertus des agents capables d'en triompher et pouvoir
établir le lien réel qui existe entre ces deux termes : la
maladie et le médicament.

La pathologie ne pouvant rien pour la solution des deux
derniers problèmes, le principe de Galien restait sans application ; s'il posait le but, il ne donnait pas le moyen d'y
atteindre. Il y avait donc une lacune. Ses successeurs ne
surent pas la combler. Aussi cherchent-ils maintenant à se
consoler des infructueux essais du passé en songeant aux
splendeurs de l'avenir, et en mettant tout leur espoir dans
la méthode expérimentale. L'un d'eux n'a-t-il pas dit : « La
méthode expérimentale arrivera sans doute un jour à établir en médecine un bon système, et ce système restera,
parce qu'il sera fondé sur cette méthode [2]. »

Messieurs, cette prophétie a reçu sa réalisation ; car c'est
en interrogeant l'observation et l'expérience pour connaître
les caractères de la maladie, pour découvrir les propriétés
physiologiques du médicament et pour comparer les uns
aux autres, que Hahnemann a reconnu que tout médicament curatif d'un état pathologique, par conséquent, selon Galien, opposé par sa nature à cet état lui-même, était
précisément celui qui avait puissance de faire naître, sur

[1] Bichat.
[2] Dubois (d'Amiens), *Pathologie générale*, t. 1.

l'homme en santé, un ensemble de symptômes *semblable* à celui par lequel la maladie se caractérise.

Considérés de cette hauteur, le principe de Galien et la loi de Hahnemann se complètent et ne se détruisent pas ; l'un pose le but, l'autre seule nous donne le moyen d'y atteindre.

Les preuves que j'ai voulu emprunter à l'histoire en faveur du principe des semblables restent donc debout, elles confirment l'enseignement hahnemannien, et le justifient.

III

La loi des semblables vous étant connue quant à la signification qui lui appartient et aux preuves qui l'appuyent, il faut en fixer la portée. Celle-ci est facile à saisir : cette loi, en effet, donne pour base à la thérapeutique les actions spécifiques, crée la pharmacodynamie et apporte au traitement des maladies une constitution scientifique.

La première de ces propositions est justifiée par les faits mêmes que je vous ai cités ; tous n'ont-ils pas été rangés de tout temps dans une même catégorie, celle des *actions spécifiques?* D'où ces appellations diverses, qui sont devenues synonimes, de loi des semblables, de spécificité ou d'appropriation. Le mercure est le spécifique de la syphilis et il en détermine sur l'homme sain les altérations les plus caractéristiques. Le quinquina est le spécifique de la fièvre d'accès et il la provoque. La belladone est le spécifique de la scarlatine et a la puissance d'en faire naître tous les symptômes. Proclamer la loi des semblables comme le principe recteur de la thérapeutique, c'est donc donner pour base à cette dernière les actions spécifiques, c'est-à-dire en assurer la certitude et en satisfaire les tendances.

Je dis, messieurs, en assurer la certitude; car, à tout prendre, la thérapeutique officielle se réduit à trois termes : la médecine palliative, la médecine rationnelle et la médecine spécifique. La première produisant un soulagement passager, mais non pas une guérison durable ; la seconde décomposant la maladie en éléments divers (qui ne sont pas les mêmes suivant les écoles) et cherchant ainsi à reconnaître les lésions essentielles d'où dérivent les symptômes secondaires, cela pour arriver à fixer les indications , divisant ensuite les médicaments en plusieurs groupes d'après leur caractère le plus saillant, et réunissant sous le titre de médication ces agents et les préceptes qui règlent leur emploi[1], faisant enfin appel au rationalisme le plus pur pour établir le rapport qui existe entre la médication et l'indication.

Le défaut de cette méthode est de ne tenir compte que

---

[1] D'après MM. Trousseau et Pidoux , ces médications seraient au nombre de quatorze : la médication reconstituante, astringente, altérante, irritante, antiphlogistique (celle-ci se trouvant réduite aux moyens suivants : la gomme, la graine de lin, la guimauve, la mauve, la bourrache, la violette, l'orge, le chiendent, la réglisse, la fécule, les émollients, le lait, la glycérine). Viennent ensuite les médications évacuante, excitante du système musculaire, stupéfiante, anesthésique, antipasmodique, tonique névro-sthénique, sédative et contro-stimulante, anthelminthique.

Pour choisir au milieu de ce dédale on a les *méthodes* : la *méthode expectante* proscrit tous les moyens actifs; la *méthode perturbatrice* les emploie au hasard de l'inspiration; la *méthode dogmatique* raisonne sur tous et les choisit en raison du dogmatisme qui l'inspire; la *méthode empirique* tâtonne; l'*éclectisme* essaye de tout mêler. Mais, dit M. Dubois (d'Amiens), « l'éclectisme, qui ne sait se définir, l'éclectisme, qui veut se tenir en dehors de la médecine expérimentale, qui veut même la juger, ne peut être d'aucun secours en médecine; on ne peut suivre une méthode qui n'a ni point de départ, ni guide, ni lois, ni but ; en un mot, qui n'est rien par elle-même, dès qu'elle répudie la méthode. » (*Path. gén* , t. I, p. 261). - Que reste-t-il donc en dehors de l'homœopathie !

des effets de la maladie, sans pouvoir l'apprécier dans son principe; de se perdre dans la variété de ses manifestations, sans en comprendre l'unité; enfin de poursuivre la guérison par une voie indirecte.

Tous ces défauts sont évités dans la médecine spécifique. Avec ses agents on attaque la maladie dans son ensemble, et on arrive à un résultat relativement certain. Aussi est-il d'usage d'abandonner tous les autres moyens quand on possède ces puissances héroïques. Qui donc hésiterait, en présence de la syphilis, entre les purgatifs, les toniques, les révulsifs, les antiphlogistiques, ou le mercure suivi de l'iodure de potassium? Qui donc songerait à traiter une fièvre intermittente autrement qu'avec le quinquina ou l'arsenic?

Mais si l'action est assurée, elle n'en est pas moins mystérieuse, en ce sens qu'aucun des systèmes allopathiques n'a pu l'expliquer. Croyez-vous, par exemple, qu'il suffise de dire que le mercure et l'iode sont des altérants, pour que nous comprenions pourquoi le premier cicatrise les chancres, et pourquoi le second résout les engorgements ganglionnaires de nature strumeuse? Croyez-vous que le quinquina guérisse la fièvre parce qu'il est tonique et névrosthénique?

Évidemment ces appellations ne rendent pas compte de l'action déployée par ces agents, elles nous laissent dans l'incertitude sur leurs effets. Car, veuillez bien le remarquer, si l'iode et le mercure se trouvent placés dans la même classe, cela ne veut pas dire que l'un puisse être remplacé par l'autre; avec l'iode on n'a jamais guéri un chancre, et le mercure n'a pas grand crédit auprès des scrofuleux. Si le quinquina et la térébenthine marchent côte à côte, le second ne guérit pas la fièvre et le premier est sans effet sur les affections de la vessie.

Les explications données par l'allopathie des actions

spécifiques sont donc de nulle valeur. C'est un premier point que je tenais à constater.

Et cependant, messieurs, c'est à la recherche de ces actions que la médecine s'est souvent trouvée entraînée. Sydenham la proclamait désirable par-dessus toute autre, Hippocrate lui-même l'avait recherchée; mais n'ayant, l'un et l'autre, qu'un seul moyen de les découvrir, l'empirisme, ils n'avaient pu utiliser que ceux indiqués par le hasard. De là les succès de la médecine rationnelle inaugurée par Galien, conservée et commentée par les arabistes, vivement attaquée par Paracelse, lequel voulait rentrer dans la spécificité; mais dans la spécificité de la cause, de la nature, de l'essence de la maladie, notion insuffisante parce qu'elle était incomplète.

Ce mouvement imprimé à la science fut suivi au milieu de transformations diverses.

N'est-ce pas à lui qu'obéissent les syphilographes lorsqu'ils s'arrêtent au mercure et à l'iodure de potassium? Quand, à la suite de Lugol, les médecins se bornèrent à l'iode et à ses composés pour combattre la scrofule, ils ne firent pas autre chose. Je dis plus; lorsque nous voyons M. Bazin opposer aux affections arthritiques les alcalins, les iodures à la scrofule, les mercuriaux à la syphilis, et les sulfureux aux affections herpétiques, force nous est de reconnaître que la spécificité est, en définitive, le terme vers lequel tend la thérapeutique, celui où elle doit aboutir.

Si elle n'y est pas parvenue encore, c'est qu'elle n'a pas trouvé la loi des actions qu'elle recherche, et que sur ce point elle n'est pas plus avancée qu'au temps des Asclépiades.

Or, messieurs, cette loi des actions spécifiques est celle que Hahnemann a formulée; l'homœopathie satisfait donc à cette tendance de la thérapeutique que je vous signalais tout à l'heure.

La loi des semblables fait plus encore.

En nous obligeant à comparer les symptômes des maladies aux effets déployés sur l'homme sain par les médicaments, elle nous oblige à étudier ces derniers et constitue ainsi forcément la pharmacodynamie, laquelle repose désormais sur l'expérimentation physiologique confirmée par l'observation clinique elle-même.

Enfin, la loi des semblables, en mettant en présence les caractères de la maladie et ceux du médicament, bannit de la science toute hypothèse. C'est par l'observation seule que nous arriverons à constater les symptômes de l'état morbide, par l'expérience, que nous reconnaîtrons ceux de l'agent curatif, par l'expérience unie à l'observation que nous fixerons, par une comparaison attentive, le médicament dont il conviendra de faire usage dans un cas déterminé.

Remarquez, messieurs, que je ne dis pas la médication, mais le médicament; et que cette détermination précise est ce qui nous importe le plus dans la pratique. Au lit du malade, en effet, l'abstraction ne suffit plus. En réalité, nous traitons des malades et non des maladies; il nous importe donc de pouvoir déterminer l'agent thérapeutique approprié à l'ensemble des symptômes que nous offre le patient. Celui-ci ayant toujours des souffrances à nous accuser, le choix dont je parle sera toujours possible; le raisonnement l'indique et l'expérience le prouve.

Ne croyez pas cependant que je veuille soutenir ici que l'homœopathie guérisse tous les malades ; pour elle, comme pour ses adversaires, la médecine a des limites. Nous ne pouvons pas empêcher le temps de faire son œuvre et la destruction d'arriver. Mais ce qu'il y a de positif, d'irrécusable, c'est qu'avec la loi de similitude il sera toujours possible de faire application de ce qu'il y a de curatif dans un médicament à ce qu'il y a de curable dans une maladie.

Je vais plus loin ; avec le principe hahnemannien, nous pourrons *prévoir* ; et s'il est vrai de dire avec Bacon, *savoir, c'est prévoir*, il faudra bien nous accorder que la loi des semblables fait de la thérapeutique une science et non plus un art; du médecin un savant et non pas seulement un artiste.

C'est là, je dois le dire, le grand service rendu par Hahnemann à la thérapeuthique. Vienne une maladie nouvelle et nous pourrons toujours en rechercher la cause efficiente et constater les lésions de sensations, de fonctions et de texture qui la caractérisent. Comparant alors ce tableau à celui des effets pathogénétiques des médicaments, il nous sera possible d'indiquer avec rigueur ceux qui devront en triompher. Vienne un médicament jusqu'alors inconnu, et nous pourrons, en l'étudiant sur l'homme sain, constater les symptômes qu'il a puissance d'engendrer, et comparant ces derniers aux tableaux nosographiques, prévoir à quelles maladies, à quels malades, nous devrons le prescrire.

Ne croyez pas, messieurs, qu'en parlant ainsi je vous trace un roman ; j'écris l'histoire ; je veux vous en donner une preuve.

Lorsque le choléra fit invasion en Europe, les médecins homœopathes s'adressèrent à leur maître pour savoir quels moyens il faudrait lui opposer. Hahnemann, qui n'avait pas eu encore à se mesurer avec ce nouvel ennemi, traça son tableau de symptômes, fit la comparaison dont je parlais, et recommanda le *camphre* pour la première période; pour la seconde, le *veratrum* et le *cuivre* (le cuivre, que la médecine allopathique a cru découvrir il y a quelques années, et que nous employons, en homœopathie, depuis plus de trente ans); pour la dernière période, l'*arsenic*, le *charbon végétal* et le *seigle ergoté*. Et, au lit du malade, ces moyens ont procuré des guérisons nombreuses que je vous mettrai à même d'apprécier plus tard.

Dans l'exemple que j'ai choisi, la méthode homœopathique a donc permis de tracer *a priori* un traitement
efficace : elle a prévu.

Vous le voyez , messieurs, la loi des semblables
nous permet d'appliquer à la thérapeutique la méthode
expérimentale dans toute sa plénitude et sa rigueur. Avec
elle nous constituons la pharmacodynamie, nous pouvons
préciser le médicament utile ; avec elle la médecine n'est
plus un art conjectural, mais une science aussi positive que
peuvent l'être la chimie avec les lois de l'affinité, l'astro-
nomie et la physique avec celles de l'attraction.

Vous comprendrez maintenant pourquoi Hahnemann a
eu la prétention de fonder la thérapeutique et non pas
seulement une de ses parties ; pourquoi nous soutenons
que l'homœopathie n'est pas une médication qu'il soit loisible d'associer à celles de la médecine rationnelle, mais
bien la base assurée de l'art de guérir; pourquoi elle est
seule capable de nous conduire au choix logique et heureux du médicament curatif.

Mais ici s'arrête la puissance de la loi de similitude,
laquelle ne peut rien pour la solution des autres termes
du problème médical, nous laisse dans l'indécision relativement à la manière dont le médicament doit être ad-
ministré, et aussi sur les conditions de la vie, de la
maladie et de la guérison. Hahnemann avait bien compris
cette faiblesse, et il avait appuyé son principe sur
une doctrine et sur une méthode, doctrine et méthode
que j'aurai à vous faire connaître dans les conférences
ultérieures.

DEUXIÈME CONFÉRENCE

DYNAMISME VITAL

Messieurs,

En consacrant notre première conférence à l'étude de la *loi des semblables*[1], j'ai précisé la véritable signification de notre principe thérapeutique, indiqué les preuves expérimentales, logiques et historiques sur lesquelles il repose, étudié sa portée par rapport à la science et à la pratique. Mon but était de vous faire apprécier ainsi l'importance, la grandeur de cette loi, c'est-à-dire de vous la montrer dans le problème qu'elle pose et qu'elle résout, je veux dire : LE CHOIX DU MÉDICAMENT.

Je dois aujourd'hui vous la faire envisager dans sa faiblesse ; en d'autres termes, aborder l'étude des questions qu'elle nous oblige à examiner sans pouvoir elle-même en donner la solution. Parmi celles-ci, il en est une qui doit être mise au premier rang.

Avec la loi des semblables, vous ai-je dit, nous pouvons guérir sûrement, promptement et sans perturbation violente ; ainsi que l'enseigne Hahnemann, *tuto, cito et jucunde*. Qu'est-ce donc que guérir ?

La réponse semble facile, et tous nous la faisons sans hésiter : GUÉRIR, c'est faire cesser la maladie et ramener

[1] Voy. l'*Hahnemannisme*, nᵒˢ 2 et 5, 1ʳᵉ année.

l'organisme à la santé, ce qui nous conduit à poser ces trois questions :

1° Qu'est-ce que l'homme à l'état de santé?

2° Comment de l'état de santé peut-il passer à l'état de maladie?

3° Comment de l'état de maladie peut-il revenir à l'état de santé avec le secours des médicaments?

Toutes questions qui reviennent à celles-ci : qu'est l'homme à l'*état physiologique*, à l'*état pathologique* et aussi dans cette situation complexe que j'appellerai l'*état thérapeutique?*

Hahnemann a fait à chacune de ces questions une réponse aussi précise que hardie. Pour définir l'*état physiologique*, il dit : « Dans l'état de santé, la force vitale « qui anime dynamiquement la partie matérielle du corps, « exerce un pouvoir illimité. Elle entretient toutes les « parties dans une admirable harmonie vitale, sous le « rapport du sentiment et de l'activité, de manière que « l'esprit doué de raison qui réside en nous, peut libre- « ment employer ces instruments vivants et sains pour « atteindre au but élevé de notre existence[1]. »

Pour l'auteur de l'*Organon*, le *composé humain* est donc le résultat de l'union de trois termes : le corps, l'âme et la force vitale.

Il résulte de là que l'homme ne passe de l'état de santé à l'état de maladie, que si la force vitale est troublée dans son action : « Il n'y a que la force vitale désaccordée, dit « encore Hahnemann, qui produise les maladies[2]. » D'où il conclut que « le médecin ne peut non plus remédier à « ces désaccords (les maladies) qu'en faisant agir sur elle « (la force vitale) des substances douées de forces modifi- « catrices également dynamiques ou virtuelles[3]... » Le

---

[1] *Organon*, § 9.
[2] *Loc. cit.*, § 12.
[3] Voy. *Organon*, § 16.

retour de la force vitale à son intégrité étant la seule condition d'une guérison durable[1].

Qu'y a-t-il de fondé dans chacune de ces affirmations ? C'est ce que je me propose de vous dire aujourd'hui.

I

Veuillez remarquer tout d'abord, messieurs, que l'homme est un être vivant ; de sorte que le problème physiologique se réduit à cette question : Qu'est-ce que la vie ? Or, ce problème peut recevoir, et a reçu en réalité, trois solutions : pour les uns, la vie est un résultat ; pour d'autres, elle est une propriété ; pour le fondateur de l'homœopathie, elle est une force.

Ceux qui adoptent la première de ces trois opinions, ajoutent que la vie est le résultat de l'organisation. Cette réponse recule la difficulté sans la résoudre ; car elle ne nous dit pas d'où vient cette disposition spéciale des éléments matériels qui constitue ce qu'on nomme l'*organisation*.

Or, celle-ci est ou une propriété essentielle de la matière intégrante des êtres organisés, ou elle est un accident, par suite un résultat. La science démontre que la première de ces deux hypothèses ne saurait être soutenue ; car les tissus se décomposent, en définitive, en un même élément microscopique, la cellule, laquelle comprend quatre corps chimiquement irréductibles les uns aux autres : le *carbone*, l'*oxygène*, l'*hydrogène* et l'*azote*, auxquels il convient d'ajouter un peu de phosphore, des substances calcaires et quelques traces de substances métalliques. Or, personne ne soutiendra que l'organisation soit pour ces corps autre chose qu'un état transi-

[1] *Loc. cit.*, § 12.

toire, contingent. Abandonnés à eux-mêmes, ils composent l'air qui nous entoure et encore la poussière du
chemin, le limon de la terre : ils restent à l'état solide ou
gazeux, mais ne s'organisent pas ; et quand ils se combi-
nent, ils produisent de l'acide carbonique et de l'ammoniaque, rien de plus. Les tissus organisés se distinguent
donc des corps bruts par la disposition de leurs parties
élémentaires et non par la nature même de l'agrégat.

Si vous voulez bien remarquer que cette forme se
rencontre seulement chez les êtres vivants, qu'elle se détruit aussitôt que la vie vient à cesser, vous conclurez,
sans aller plus loin, que l'*organisation* est un effet de la
vie et non pas sa cause.

La vie serait-elle une propriété? Vous jugerez d'abord
par ce que je viens de dire qu'elle ne saurait être une
propriété de la matière ; reste à savoir si elle serait un
des apanages des forces physiques, chimiques ou psychologiques.

Pour juger cette grande question, je dois rappeler
un principe : c'est que les forces nous sont inconnues
en elles-mêmes et se trahissent seulement par leurs
effets. Aussi du moment où ces derniers se montrent
opposés, irréductibles ou contradictoires, sommes-nous
autorisés à les rapporter à des puissances distinctes.

Or, les forces physiques, prises dans leur ensemble,
président aux phénomènes qui se passent entre les corps
agissant à distance, ou au contact, sans produire aucune
modification dans leur nature intime. Qu'un morceau de
soufre soit ou non électrisé, il reste toujours soufre, et il
en sera encore ainsi au milieu de ces transformations
qu'on nomme des *changements d'état*. On pourra le retrouver solide, en fusion ou à l'état de vapeur, sans pour
cela avoir autre chose qu'un corps identique à lui-même.
Il ne se peut donc rien passer sous l'influence de ces
forces qui ressemble à l'organisation, à la vie.

Il y a même entre cette dernière et l'attraction moléculaire une différence profonde : l'attraction amène la cristallisation, la vie produit l'organisation.

Mais s'il n'y a pas de doute sur ce point, il en est autrement pour l'électricité. Il arriva même un jour où, Volta ayant découvert l'électricité animale, on crut avoir saisi la force vitale elle-même.

Spallanzani ayant mis dans un verre de montre des aliments et du suc gastrique et ayant fait passer dans ce mélange un courant d'électricité, avait obtenu du chyme ; William Edwards, agissant sur du sang, avait cru faire du lait ; Dutrochet, électrisant une solution albumineuse, y avait développé des fibriles qu'il considérait comme l'origine du tissu musculaire[1].

On concluait de là qu'en poursuivant ces études, on parviendrait à des résultats plus complets, d'autant mieux qu'en faisant passer des courants électriques à travers les nerfs d'un cadavre, on déterminait les contractions musculaires les plus violentes. L'électricité se montrant alors comme une force capable de déterminer des phénomènes d'organisation et d'irritabilité, il devenait en quelque sorte plausible de la regarder comme la cause de la plupart de nos fonctions, et de l'assimiler à l'influx nerveux.

Cette conclusion cependant n'était pas légitime.

D'abord, pour obtenir du chyme, du lait et des fibres, les physiologistes durent opérer sur des corps organisés : les aliments unis au suc gastrique, le sang et l'albumine. Les expériences citées ne prouvaient donc qu'une chose, à savoir : que sous l'influence de l'électricité les principes immédiats peuvent devenir le siége de modifications analogues à celles qui se passent dans l'accomplissement de certains actes des êtres vivants ; mais elles ne prou-

---

[1] Voy. mon *Mémoire sur l'intervention des agents impondérables dans les actes de la vie*, p. 11.

vaient pas que ces principes immédiats eux-mêmes pussent naître sous une semblable influence.

Il y a plus, en continuant l'expérience, on serait arrivé à un résultat tout à fait opposé à celui que l'on poursuivait. Tandis qu'avec du chyme la vie fait le chyle, puis le sang, puis nos tissus, l'électricité ne tarde pas à produire la putréfaction dans la masse première, et le résultat de ce dernier acte est la production de l'acide carbonique et de l'ammoniaque, c'est-à-dire le dernier terme de la décomposition, le retour à l'état brut. On peut dire, d'après cela, que l'électricité tend à détruire les tissus organisés et non pas à les produire.

Serait-elle plus puissante pour le développement des phénomènes de motilité? On l'a cru un moment, ainsi que je le rappelais tout à l'heure, et de fait il existe entre l'influx nerveux et un courant galvanique une importante analogie. L'influx nerveux, circulant librement, détermine les contractions musculaires pendant la vie; et un courant galvanique amène ce même résultat non-seulement sur l'homme vivant, mais encore sur le cadavre.

Toutefois, à côté de cette similitude, il existe de nombreuses différences. Coupez, par exemple, un nerf, et l'influx nerveux sera arrêté par cette section; les parties situées au-dessous ne se contracteront plus, perdront toute sensibilité, la paralysie sera leur partage. Au contraire, affrontez les extrémités de cette plaie, et le courant électrique passera, comme s'il n'y avait aucune solution de continuité.

J'ajouterai une autre différence, c'est que l'influx nerveux reste enfermé dans les nerfs, ce qui serait impossible au fluide électrique, le névrilème étant un bon conducteur de ce fluide et lui donnant ainsi un libre passage. Il n'y a donc aucune comparaison à établir entre ces puissances.

La vérité est que l'électricité agit sur le tissu nerveux

et le tissu musculaire comme les autres excitants appartenant au monde extérieur, et plus violemment qu'un grand nombre d'entre eux, mais l'observation ne nous autorise en aucune manière à l'assimiler à la vie elle-même.

La chaleur et la lumière font-elles mieux? Les partisans de la génération spontanée le soutiennent. Mais ici les mêmes objections se présentent. Bérard, par exemple, grand admirateur de cette opinion, convenait que cette génération spontanée n'avait lieu qu'aux dépens de matières organiques, donc de matières ayant vécu, ce qui autorisait à considérer la production des êtres microscopiques comme un degré de décomposition et non pas comme un fait d'organisation progressive [1].

Je sais bien qu'on a été plus loin. On a pris de l'eau distillée avec soin, on y a fait passer un courant d'air qui avait traversé un tube en porcelaine chauffé à blanc, afin de détruire tout ce que cet air pouvait renfermer de corpuscules organiques, et en exposant à la lumière et à la chaleur le ballon rempli de ce mélange d'air et d'eau, on y a vu naître des corps organisés.

Mais, d'une part, les résultats de l'expérience ont été contestés; de l'autre, ils ne sont pas concluants. Il n'y a rien d'absolu en ce monde, même le vide, même la distillation. Ne sait-on pas que des êtres inférieurs peuvent subir l'action du feu, être desséchés et rester capables de reprendre vie, quand on les place dans des conditions favorables. Pourquoi n'en serait-il pas de même de ces corpuscules que l'air entraîne avec lui? Est-on bien assuré aussi de ne rien laisser d'adhérent aux parois du vase qui sert à l'expérience? Peut-on affirmer qu'au centre de cette colonne d'air, destinée à traverser une chaleur de rouge blanc, il ne se trouvera pas quelque germe qui échappera à la destruction? Et si cette affir-

---

[1] Voy. Bérard, *Leçons de physiologie*, t. I, p. 51.

mation n'est pas absolue, l'expérience reste sans valeur ; car ce germe peut devenir l'origine des moisissures qui se développeront bientôt.

Pour résoudre la question, je l'ai dit ailleurs [1], il aurait fallu une expérience plus directe : réunir dans un eudiomètre les éléments de nos tissus : le carbone, l'oxygène, l'hydrogène et l'azote, soumettre ce mélange à l'action de la chaleur, de la lumière, voire même de l'électricité. Si l'on eût alors obtenu un être, même microscopique, ou seulement un principe immédiat : de la fibrine ou de l'albumine, par exemple, le résultat eût été favorable à l'expérience que je conteste. Mais, je dois le dire, cette expérience se fait chaque jour dans les laboratoires, et ses résultats sont constants. On obtient ainsi de l'eau, de l'acide carbonique et de l'ammoniaque, composés binaires qui se réunissent à leur tour pour en former un autre : le carbonate d'ammoniaque ; mais on ne parvient à faire ni un tissu, ni même une cellule. Il n'y a donc pas de génération en dehors de la vie, donc pas de génération spontanée.

Ce que je viens de dire au sujet des forces physiques, je pourrais le répéter, messieurs, pour l'affinité. Celle-ci agissant sur les corps élémentaires, les combine, il est vrai, dans des proportions définies et constantes ; mais les résultats de son action ne dépassent pas les limites de la production de composés binaires ou quaternaires où l'on n'aperçoit aucune trace de vie. Et lorsque cette force agit sur des matières organisées, elle les détruit, mais ne les forme jamais.

Combien les résultats sont différents lorsque ces corps élémentaires se trouvent livrés à la vie elle-même ! Arrosez une plante avec du carbonate d'ammoniaque, et vous la verrez décomposer ce sel, s'emparer de son carbone, de son

____

[1] Voy. de l'Origine des espèces, p. 45.

hydrogène et de son azote, en rejetant l'oxygène ; avec ces corps se formeront des cellules, avec ces cellules des tissus, avec ces tissus des organes. Tous ces tissus, tous ces organes seront disposés d'après un type qui ne se détruira pas, aussi longtemps que la vie persistera.

Livrez ensuite cette plante à un animal herbivore, et après des élaborations successives, œuvre de la digestion, cette plante deviendra du chyme, de celui-ci le chyle sera extrait et le sang prendra naissance ; le sang, cette chair coulante, ainsi que l'appelait Bordeu, avec lequel se forment les muscles, les nerfs, les vaisseaux, etc. Les principes immédiats végétaux, livrés ainsi à la vie, iront toujours s'organisant, et se disposeront encore suivant un type qui représentera l'espèce, se perpétuera de génération en génération, sans se transformer en un autre type ou une autre existence spécifique.

Comparez maintenant l'immutabilité du minéral à l'évolution incessante de la matière organisée et à cette faculté de reproduction que les êtres vivants possèdent seuls, et vous jugerez que la vie ne peut être confondue avec les forces qui régissent la matière brute.

S'il en est ainsi, si la vie n'appartient pas aux puissances que le physicien et le chimiste peuvent mettre en jeu, ne devrions-nous pas la considérer comme étant une propriété de l'âme, de cet esprit doué de raison, ainsi que l'appelle Hahnemann, qui se sert de l'organisme matériel pour accomplir sa destinée terrestre? Cette opinion, je dois le dire, compte parmi les métaphysiciens de nombreux partisans ; parmi les médecins , G.-E. Stahl donna autrefois cette notion pour base à son système. Aujourd'hui ce n'est pas au nom de Stahl, mais bien au nom de saint Thomas et de la philosophie catholique qu'on la soutient ; et on s'appuie pour cela sur cette formule du Docteur angélique : L'âme informe le corps : *Anima corpus informat.*

Sans doute, messieurs, il est possible d'apporter ici plus d'une raison. Chez l'homme, la vie s'entretient aussi longtemps que la pensée ; il y a entre l'âme et le corps une telle alliance, que la séparation de ces deux principes entraîne la destruction du dernier. J'ajouterai que le corps a tous ses organes disposés pour la plus libre action du principe pensant. Mais ne pourrait-il pas se faire que cette union intime conduisît à deux illusions : faisant oublier tour à tour l'âme ou le corps ? La première de ces erreurs serait celle des matérialistes, qui rapportent tout à l'action des organes et considèrent la pensée comme une sécrétion du cerveau ; la seconde serait celle des animistes, quel que soit leur degré, lesquels veulent ne voir dans l'accomplissement des actes de la vie que l'action de l'âme, rapportant tout à cette dernière, même l'organisation.

Or, cette opinion soulève plus d'une difficulté :

1° Les végétaux ne possèdent pas d'âme raisonnable, et cependant ils vivent ;

2° Les animaux n'ont que l'instinct, et ils vivent ;

3° L'homme seul vit et raisonne.

Si donc l'âme raisonnable informe le corps, elle ne peut construire que celui de l'homme, et non pas celui de l'animal ou de la plante.

Admettre le contraire serait supposer qu'il n'existe entre la vie végétative, la vie instinctive et la vie raisonnable qu'une différence de degré, conclusion devant laquelle reculeraient certainement nos modernes animistes, car elle les entraînerait à ne voir dans l'intelligence humaine qu'un instinct perfectionné.

Si, pour échapper à cette conséquence, on voulait voir dans la force végétative, l'instinct et l'âme, trois puissances distinctes, mais capables de présider à l'accomplissement de fonctions analogues, on tomberait dans une faute de logique considérable, parce qu'on rapporterait des phénomènes de même ordre à des causes diverses.

Or, il y a entre les fonctions physiologiques et les facultés de l'âme des différences tranchées qui ne permettent guère de les ramener à une commune origine. D'une part, les actes psychologiques sont intelligents, volontaires et entraînent la responsabilité, responsabilité absolue, qui a l'éternité pour limite. De l'autre, les fonctions physiologiques se passent, dans l'état de santé, sans que nous en ayons conscience; elles se développent fatalement lorsque la fonction est en jeu, et n'entraînent pas de responsabilité.

« S'il est en nous des phénomènes qui s'accomplissent sans que l'homme sain en ait conscience, a dit mon père, et sur lesquels l'intelligence et la volonté n'aient aucune prise, ce sont bien les phénomènes physiologiques. Sans doute, l'intelligence peut accorder ou refuser au corps les aliments nécessaires à son entretien et à sa conservation; elle peut activer la circulation par la violence des mouvements, jusqu'à un certain point, favoriser ou contrarier les sécrétions et les excrétions, résister à l'impulsion instinctive qui porte l'homme à l'acte de la procréation ou la provoquer. Mais là s'arrête son empire. La nutrition, la circulation, les sécrétions, les excrétions et la procréation s'accomplissent en dehors de toute influence de l'intellect et de la volonté[1]. »

Il résulte de là, que si la formule *Anima corpus informat* devait être prise dans le sens qu'on nous propose, il faudrait voir dans le principe pensant une puissance à la fois consciente et inconsciente, volontaire et fatale, responsable et irresponsable, ce qui est contraire à toutes les notions scientifiques.

Il me semble même que les métaphysiciens pour-

[1] Voy. Léon Simon père, *Commentaires sur l'Organon*, p. 510.

raient bien être entraînés vers cette même conclusion.

Vous trouverez, par exemple, dans un ouvrage récent, remarquable à tous les titres, les considérations suivantes [1] :

1° Que la vitalité consiste dans l'immanence de l'action, et par action immanente on entend celle qui est reçue dans le sujet même qui la produit, comme sentir et vouloir.

2° Que « deux choses sont nécessaires pour constituer l'action immanente : la première qu'elle soit vraiment une action, c'est-à-dire qu'elle procède d'un principe intérieur... La seconde, qu'en procédant d'un principe intérieur au sujet qui opère, elle ne sorte pas de ce sujet, mais demeure pour ainsi dire en lui. »

3° De plus, que la vie peut se considérer *in actu primo* ou *in actu secundo*. *In actu primo*, c'est la substance même de l'être vivant. *In actu secundo*, c'est l'opération qui en procède.

4° Que partant de ce fait, la vie peut être définie « un mouvement intérieur de l'être, ou bien une opération qui s'accomplit dans le sujet même dont elle tire son origine. » C'est la vie considérée *in actu secundo*; «considérée *in actu primo*, elle est l'être même de cet agent. »

Il y aurait donc, d'après cela, au point de vue des métaphysiciens, comme cause des phénomènes physiologiques, *un principe intérieur*, *un agent* duquel dépend le mouvement vital. La différence entre l'œuvre des philosophes et la nôtre, c'est qu'ils cherchent à pénétrer la nature de cet agent, ce qui est leur droit; tandis que nous, médecins, nous contentons d'établir son existence, ce qui est notre devoir.

Qu'ils puissent alors assimiler la vie au principe pensant, ce serait un point à discuter. Mais de même que le

---

[1] *Du Composé humain*, par le R. P. Liberatore, de la Compagnie de Jésus. — Paris, 1865, p. 54, 59 et 85.

physicien et le chimiste n'ont point à rechercher si l'attraction, l'électricité, la lumière, le calorique et l'affinité ne sont que des expressions diverses d'une même puissance, d'une même force, de même le médecin doit s'arrêter à la connaissance des phénomènes, sans chercher à pénétrer la nature intime des causes qui les produisent.

Pour nous, l'homme vivant présente trois ordres de faits : « Faits de conscience, faits matériels, faits de l'ordre physiologique, voilà, est-il dit dans les commentaires de l'*Organon*, l'homme tout entier dans les conditions de l'existence terrestre. » (P. 510.)

Ces faits peuvent-ils se ramener expérimentalement à une même classe? Évidemment non. Hahnemann a donc été autorisé à les rapporter à des causes diverses.

Enfin, messieurs, si je devais apporter encore une preuve à l'appui de ma thèse, je dirais que la vie est bien une cause et non pas une propriété, par cette raison qu'elle est elle-même douée de propriétés qui s'enchaînent et se complètent : l'impressionnabilité, la motilité et la faculté d'organisation.

Pour que cette dernière se produise et s'entretienne, il faut, en effet, un mouvement continu de molécules ; pour que chacune de celles-ci vienne prendre le rang qui lui appartient, il faut de la part de l'être vivant le pouvoir d'être impressionné par ces molécules elles-mêmes. Enfin pour vivre dans le milieu qui nous entoure, il faut encore pouvoir en recevoir les influences et être impressionné par elles.

Obscures chez les végétaux, ces deux propriétés, de mouvement intime et d'impressionnabilité, deviennent plus évidentes dans le règne animal, où nous reconnaissons non-seulement la motilité, mais le mouvement; non-seulement l'impressionnabilité, mais la sensibilité, c'est-à-dire la faculté de ressentir le plaisir ou la douleur.

Or, c'est ici surtout que l'on peut reconnaître combien

les trois propriétés dont je parle sont nécessaires l'une à l'autre. Ne faut-il pas que l'animal puisse fuir la douleur, par conséquent qu'il lui soit loisible de se mouvoir ? ne faut-il pas aussi qu'il aille chercher sa nourriture, c'est-à-dire les éléments de son organisme ?

Nous pouvons donc conclure, messieurs : la vie n'est pas un résultat, elle n'est pas non plus une propriété, elle est elle-même la cause de phénomènes précis, spécifiques, qu'elle seule peut produire, et qu'elle engendre chaque fois qu'elle est en jeu. Nous sommes donc autorisés à la considérer comme une force, et nous pouvons dire avec Hahnemann : « L'organisme matériel, supposé sans force vitale, ne peut ni sentir, ni agir, ni rien faire pour sa propre conservation. — Il est mort, et, dès lors, soumis uniquement à la puissance du monde physique extérieur, il tombe en putréfaction, et se résout en ses éléments chimiques. — C'est à l'être immatériel seul, qui l'anime dans l'état de santé et de maladie, qu'il doit le sentiment et l'accomplissement de ses fonctions vitales [1]. »

II

Mais si cette solution est aussi conforme à l'observation et à la raison, je ne puis méconnaître les objections qu'elle soulève. La plus grave consiste à dire qu'elle est elle-même remplie d'incertitude et d'obscurité.

A cela, on ne peut faire qu'une réponse, c'est que dans le monde il y a bien d'autres mystères dont nous n'avons pas la clef. Ces mystères, il nous faut les reconnaître, car ils montrent à la fois la faiblesse de l'homme et la grandeur de Dieu ; il ne faut pas toutefois nous en effrayer.

[1] Voy. *Organon de l'Art de guérir*, § 9 et note

Le grand point n'est pas de savoir si avec cette notion de la vie tous les nuages se dissipent ; mais bien si ses raisons sont précises et si ses conséquences sont utiles. De ce dernier point vous jugerez tout à l'heure. Il me semble seulement, qu'après tout ce qui précède vous pouvez présumer que l'existence de la force vitale est une vérité d'induction aussi bien établie que celle de l'attraction, de la chaleur et de l'affinité.

« Comme Newton disait que les choses se passent comme si les corps s'attiraient entre eux en raison inverse du carré des distances ; comme les chimistes parlent de l'affinité de la même façon que Newton parlait de l'attraction ; de même Hahnemann parle de la force vitale dans le même sens et en tenant le même langage. Comme Newton, il ne définit pas la nature essentielle de la force qu'il nomme. A son exemple, il la pose comme un fait et se borne à indiquer comment elle se comporte dans l'état de santé et dans l'état de maladie; et comment elle revient de l'état de maladie à l'état de santé à l'aide des secours de la thérapeutique[1]. » Rien n'est plus rigoureusement scientifique.

Autre objection. Bérard se demandait, en admettant l'existence de cette force, ce qu'elle devenait alors qu'elle ne se manifestait pas. Où est-elle, disait-il, dans cette graine qui va rester cinquante ans dans mon grenier sans germer[2] ?

Sans doute, messieurs, il est difficile de le dire ; mais est-on en droit de nier l'électricité parce qu'elle restera pendant cinquante ans dans un morceau de soufre sans manifester sa présence, tandis qu'elle surgira sous l'influence du moindre frottement? Est-on en droit de nier l'existence du galvanisme, parce qu'un morceau de fer doux restera sans la manifester aussi longtemps qu'on

[1] *Commentaires sur l'Organon*, p. 314.
[2] *Loc. cit.*

ne l'aura pas soumis à l'action de l'aimant? Est-on en droit de nier l'existence de la lumière, parce qu'elle ne se montre dans un charbon qu'au moment de la combustion?

Or, si l'on ne peut nier la réalité des forces physiques parce que leur action n'est pas continue, on ne peut être plus exigeant pour la force vitale.

Je dis plus, les philosophes, en séparant les phénomènes naturels en deux classes : ceux qui sont en puissance, *in potentia*, et ceux qui sont en activité, *in actu*, ont répondu par avance à l'objection de Bérard.

De sorte que, s'il fallait indiquer nettement le rôle de la force vitale dans la graine dont il est question, je dirais qu'elle conserve les parties qui se développeront plus tard sous l'influence de la germination. Et cela est si vrai, que si les agents extérieurs, le froid par exemple, viennent à éteindre cette trace de vitalité, la graine ne peut plus se développer et donner naissance à un nouvel être.

III

Mais c'est surtout en étudiant la théorie du dynamisme vital dans ses conséquences que vous pourrez, messieurs, en apprécier la valeur, cette théorie nous permettant de répondre d'une manière précise aux trois questions que j'ai posées, et nous mettant à même de dire comment nous devons comprendre l'homme, à l'état physiologique, à l'état pathologique et à l'état thérapeutique.

A. ÉTAT PHYSIOLOGIQUE. — A l'état physiologique, c'est-à-dire à l'état de santé, nous avons trois ordres de faits à considérer; comme je vous le disais : « faits de conscience, faits matériels, faits de l'ordre physiologique. » D'où il suit que le premier soin du médecin doit être de distinguer chacun de ces groupes de phénomènes en portant toute son attention sur celui qui rentre d'une manière plus spéciale sous sa dépendance.

Il devra ensuite rechercher les lois suivant lesquelles ils s'accomplissent, celles par conséquent auxquelles obéit la force vitale dans son action la plus complète et la plus précise.

Il lui faudra en dernier lieu apprécier les conditions qui favorisent le jeu de la vie et celles qui l'entravent. Ceci deviendra le but des efforts de l'hygiéniste, lequel devra rechercher les aptitudes vitales de son sujet et les prendre pour base de ses prescriptions et de ses conseils.

Or, cette étude a été poursuivie depuis longtemps pour les plantes et les animaux.

N'est-ce pas là le rôle que s'imposent l'horticulteur pour les premières, et l'éleveur pour les seconds ? Et si vous tenez compte des résultats qu'ils obtiennent, de la puissance avec laquelle ils améliorent les races et perfectionnent les variétés, sans jamais détruire l'espèce, vous reconnaîtrez toute l'importance de ce point de vue et son immense fécondité.

Or, l'éleveur et l'horticulteur ne font qu'approprier le milieu à l'être ; l'hygiéniste n'a qu'à suivre cette voie. Seulement le sujet de ses études étant plus complexe, son rôle est plus difficile ; mais il a un guide sûr, je veux dire le principe d'appropriation. C'est, en effet, par cette appropriation que l'homme physiologique se développe et que la vie physiologique s'entretient, comme c'est par cette même voie que les maladies guérissent en vertu du principe de similitude.

B. État pathologique. — Il résulte des développements dans lesquels je suis entré, qu'à l'état de maladie l'homme obéit à une double influence : celle de la force vitale et celle de la cause morbide, et tout se réduit en premier lieu à savoir quelle est l'origine, le point initial de toute affection pathologique.

Ce point initial, Hahnemann le place dans le désaccord même de la vie ; seulement celui-ci peut être produit par une influence immédiate ou médiate. Immédiate quand l'agent pathogénique atteint directement la force vitale, médiate quand il atteint d'abord le principe pensant et affectif, comme il arrive à la suite des impressions morales, ou l'organisme matériel, ainsi qu'on l'observe dans les lésions dues à une cause extérieure, et qu'on nomme pour ce motif lésions traumatiques.

Il y a seulement ici une distinction à poser : c'est que les impressions morales, comme les lésions traumatiques, peuvent exister sans atteindre jusqu'à la force vitale. Dans ce cas, le sujet est triste ou joyeux ou blessé, mais il n'est pas à proprement dire malade.

Pour qu'il y ait maladie, il faut qu'il existe un trouble des actes physiologiques, par conséquent un désaccord de la force qui les régit ; il faut que l'impression psychique retentisse sur la vitalité, ou que l'ébranlement dû à la commotion aille jusqu'au traumatisme.

Du moment, en effet, où toutes les fonctions se trouvent sous la dépendance d'une force spécifique, où la partie matérielle de notre être conserve sa forme et son intégrité en raison même de l'activité de cette force, il est évident qu'il ne peut survenir aucune lésion de sensation, aucun trouble dans l'accomplissement de nos fonctions, aucune altération de tissus sans que cette puissance soit troublée dans la liberté de son action. Hahnemann a donc été logique dans ses déductions, lorsqu'après avoir posé comme un fait l'existence de la force physiologique, il a dit : « Lorsque l'homme tombe malade, cette force... est au premier abord la seule qui ressente l'influence dynamique de l'agent hostile à la vie. Elle seule, après avoir été désaccordée par cette impression, peut procurer à l'organisme les sensations désagréables qu'il éprouve, et le pousser aux actions insolites que nous appelons maladies[1].»

Cet enseignement, messieurs, est riche en déductions pratiques, et je dois vous indiquer de plus saillantes. D'abord il sépare nettement la maladie du symptôme et de la lésion.

La maladie, c'est le désaccord dynamique produit par la cause morbide elle-même. Le symptôme, c'est la déviation imprimée aux différentes manifestations de cette force, par conséquent les lésions de sensibilité, de motilité, de fonctions et les altérations de texture. La lésion, c'est la destruction des tissus ou des organes par une violence ayant agi directement sur la partie matérielle de notre être.

De là plusieurs enseignements ;

1° Dans la genèse des phénomènes pathologiques, ceux qui expriment le trouble de la vie doivent précéder ceux qui accusent la souffrance de la fonction et de l'organe ;

2° La maladie ne doit pas appartenir à l'organe, mais à l'organisme, d'où pour elle la faculté de changer de forme sans changer de nature ;

3° Les symptômes généraux sont essentiellement indicateurs de l'existence de la maladie elle-même et de son intensité ; la guérison ne peut être affirmée que du moment où ils ont disparu.

L'observation journalière confirme de tous points ces conclusions.

Pour ce qui regarde la première, il ne saurait y avoir de doute au sujet des maladies aiguës. La fièvre, la courbature, le malaise extrême, l'impossibilité de rester debout, enfin tous ces symptômes qu'on nomme des pro-

---

[1] *Organon,* § 11.

dromes, ne précèdent-ils pas les localisations? Le sujet
n'est-il pas malade avant que nous puissions spécifier
l'organe qui sera envahi ?

Je dis plus : aussi longtemps que durera l'état pathologique, n'est-il pas absolument utile de tenir grand compte
de la fièvre? L'intensité de cette dernière ne fait-elle
pas varier nos espérances et nos appréhensions? Ce sont
là des vérités trop vulgaires pour être méconnues, trop
concluantes pour n'être pas appréciées.

Dans les maladies chroniques, il y aurait peut-être plus
de doute. Et cependant l'état constitutionnel n'est-il pas
antécédent aux manifestations organiques ? Un enfant
vient au monde; tous ses organes sont sains, mais il
est de constitution scrofuleuse. Les caractères généraux
de celle-ci existeront seuls au moment de la naissance ;
mais peu à peu, et sous l'influence de causes secondaires,
les localisations se produiront : les glandes cervicales
viendront à s'engorger, les intestins deviendront sus-
ceptibles, des éruptions spéciales apparaîtront. Triom-
phez de toutes ces formes morbides, et, la constitution
n'étant pas modifiée, d'autres altérations se produiront :
les organes pulmonaires, les articulations, les os eux-mêmes en seront le siége, et toutes ces transformations successives vous prouveront que dans ces maladies la forme
est la partie secondaire, transitoire, que la partie essentielle, fondamentale, c'est l'état constitutionnel, donc
l'état général, vital, dynamique.

Ce qui est vrai de la scrofule, l'est également de la
syphilis, à laquelle on a donné le nom de constitutionnelle pour montrer toute l'importance du trouble vital ;
c'est également vrai de l'herpès, de la goutte, du rhumatisme.

Que la maladie appartienne à l'organisme et non pas à
l'organe, c'est encore, messieurs, une vérité dont il faut
bien convenir; sans cela les transformations qu'on observe

si souvent seraient inexplicables. Pourquoi voyons-nous, par exemple, la syphilis envahir tantôt la peau et les muqueuses, tantôt le périoste et les os, se montrant à un moment sous la forme d'éruptions variées, à un autre sous la forme de plaques muqueuses, de périostoses, d'exostoses, d'ostéite, etc.? Évidemment parce que, la vie étant atteinte, les effets du désaccord qu'elle éprouve peuvent se montrer sur tous les tissus qui sont sous sa dépendance.

La même raison vous explique pourquoi l'inflammation envahit successivement des organes divers, pourquoi l'état typhoïde peut exister sur les intestins, le poumon ou le cerveau.

Nous serions ainsi amenés à renverser la fameuse formule de la médecine organique; et au lieu de soutenir qu'il n'y a pas de maladie sans organe malade, de prétendre qu'il n'y a pas d'organe qui puisse devenir malade si le trouble vital, c'est-à-dire si la maladie n'existe déjà. En un mot, messieurs, l'homœopathie ne reconnaît pas de *maladies locales*, mais seulement des *maladies localisées*.

Ce qui prouve la vérité de cette assertion, c'est la valeur relative que nous devons accorder, pour le pronostic, aux symptômes généraux d'une part, aux symptômes locaux de l'autre. Quelle différence, en effet, pour l'issue de la maladie suivant que les premiers persistent ou disparaissent! Qu'importe que dans une pneumonie, les signes d'engorgement pulmonaire subsistent si la fièvre cesse! Celle-ci étant effacée, le poumon reviendra bientôt à son état le plus normal. Il en serait autrement si les signes stéthoscopiques se modifiaient malgré la persistance de la fièvre, car il y aurait alors tout à redouter, et il faudrait s'attendre à quelqu'une de ces transformations dangereuses dont la phthisie est si souvent le dernier terme.

La nature essentiellement dynamique des maladies se trouve donc démontrée à la fois par les déductions les plus rigoureuses et l'observation la plus vulgaire.

C. ÉTAT THÉRAPEUTIQUE. — *A l'état thérapeutique*, nous faisons intervenir une troisième force, le médicament.

Or, il résulte de ce qui précède que celui sur l'action duquel nous pouvons compter, et dont l'*effet curatif* sera certain, devra être capable d'atteindre le désaccord vital de manière à détruire l'impression produite par la cause morbide et annuler cette dernière, si elle a pénétré dans l'organisme ; le but du thérapeutiste devant être de détruire la maladie dans sa cause et dans ses effets.

Or, la médecine expectante ne peut conduire à ce résultat, parce qu'elle laisse la vitalité en lutte contre les influences pathogéniques sans l'aider à en triompher.

Le médecin, dans ce système, se bornant à s'occuper des circonstances accessoires, sans intervenir directement, peut répéter ce mot d'Ambroise Paré : «Je le pansai, Dieu le guérit. »

La médecine révulsive, qui s'occupe de rendre malades les organes sains pour sauver ceux sur lesquels les localisations s'étaient produites, ne guérit pas davantage : elle déplace. Son effet est incomplet parce qu'elle s'adresse au résultat de la maladie, à la lésion d'organe, sans atteindre jusqu'à la maladie elle-même, ce qui a souvent pour résultat de hâter des transformations qu'il aurait été plus sage d'éviter.

La médecine perturbatrice n'est pas plus heureuse. Son but étant uniquement de troubler la marche naturelle de la maladie, en lui imprimant une secousse, celle-ci retentit tout aussi bien sur le malade que sur les souffrances qu'il éprouve. Il peut y avoir encore sous cette influence des changements notables, il n'y a pas de guérison.

Je dis encore, messieurs, que la médecine substitutive ne saurait guérir parce qu'elle aussi se borne à diriger ses efforts sur les altérations anatomiques et non sur leur principe. En un mot, parce qu'elle s'occupe de l'effet sans tenir compte de la cause.

La seule médecine qui puisse guérir, c'est-à-dire détruire la maladie dans sa cause et dans ses effets, est celle-là seule qui peut découvrir les médicaments appropriés à cette cause et indiqués par l'ensemble des manifestations morbides : c'est donc, messieurs, la médication spécifique. Or, je vous ai montré dans la dernière séance que cette médication se résumait dans cette formule : que tout agent approprié à un état morbide était celui qui avait puissance de faire naître, chez un homme sain, l'ensemble des symptômes par lesquels cet état se caractérise : *Similia similibus curantur*.

Il y a donc un lien étroit entre la théorie du dynamisme vital, la notion de la nature dynamique des maladies et l'application de la loi des semblables, tellement étroit même qu'il ne peut nous être permis de séparer ces différentes parties de l'enseignement hahnemannien ; je vous en donnerai tout à l'heure une dernière preuve.

Le médicament étant trouvé, un autre soin nous incombe ; il faut en déterminer le mode d'administration. Celui-ci doit être conçu de manière à obtenir des effets directs. Pour cela, il suffit de le prescrire sous une forme telle que l'absorption soit rapide et complète, et aussi de manière à éviter les actions perturbatrices. Celles-ci étant en raison directe de la masse, il nous faudra diminuer cette dernière, et l'absorption étant d'autant plus rapide que les molécules sont plus ténues et plus mobiles, il faudra nous attacher à produire ce résultat. Vous voyez par là comment la nécessité de rechercher l'action dynamique des médicaments, pour effacer un trouble dynamique, pourra nous conduire à l'emploi des médicaments triturés et dilués, aux doses infinitésimales.

Je n'insisterai pas aujourd'hui sur cette question, me proposant d'y revenir avec tous les détails qu'elle comporte; je retiens seulement ce fait : que chez le malade soumis à un traitement spécifique, le médecin doit considérer trois forces : la force vitale, la cause morbide et l'agent pharmaco-dynamique, d'où vous pouvez voir qu'en réalité le problème thérapeutique peut être ramené à une question de statique médicale, ce qui nous conduit sur les limites de la science du mathématicien.

Or, messieurs, celui-ci a le droit de représenter les forces par des lignes; permettez-moi de profiter de cet usage et de rechercher, comme je le fis pour la première fois il y a vingt-cinq ans, si nous ne pourrions, ces forces étant données, construire une figure qui nous représentât leur action[1].

Je prends d'abord la force vitale et la cause morbide, et je cherche quelle peut être leur direction réciproque. Il n'y en a que deux. Ou ces forces sont opposées l'une à l'autre, ou les lignes qui les représentent doivent faire entre elles un certain angle.

Vous jugerez facilement qu'elles ne peuvent être opposées, car alors deux circonstances ne manqueraient pas de se produire : ces deux forces seraient égales ou inégales. Égales, elles se détruiraient réciproquement en raison de ce principe : que deux forces égales et contraires, appliquées en un même point, s'annihilent. Dans ce cas, le sujet mourrait, mais il ne serait pas malade.

Si ces deux forces opposées étaient inégales, la plus puissante anéantirait la plus faible, et en admettant que l'excès de vigueur fût du côté de la force vitale, une portion de celle-ci serait occupée à contre-balancer la cause morbide, le sujet serait affaibli, mais non pas malade ;

[1] J'ai donné pour la première fois cette démonstration dans l'introduction à la *Médecine domestique,* du docteur Hering. Paris, 1867.

il serait foudroyé si la cause morbide était la plus intense.

Voulant donc représenter ces deux forces par des lignes, et ne pouvant opposer celles-ci l'une à l'autre, il me faut les présenter sous un certain angle ; je suppose que celui-ci soit droit.

Soit donc AF la force vitale et AM l'agent pathogénique.

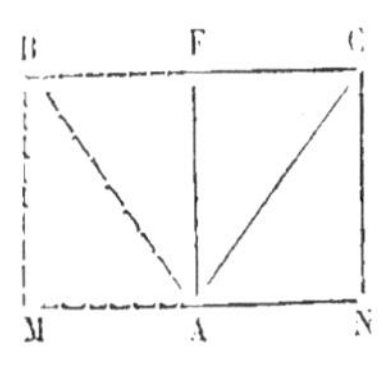

La maladie, résultat de l'action combinée de ces deux puissances, sera représentée par une force mixte, qu'on appelle *résultante*, et qui est indiquée par la diagonale du rectangle construit sur ces deux lignes, donc par la diagonale AB.

Pour guérir, il nous faut évidemment détruire la force AM, afin que la vitalité se trouvant rendue à elle-même, son action normale, c'est-à-dire la santé, se rétablisse. L'agent capable d'en triompher sera donc représenté par une autre ligne égale à AM et affectant une direction opposée, en un mot par la ligne AN, laquelle sera l'expression du médicament.

Si maintenant vous faites abstraction de la cause morbide, pour considérer seulement la force vitale et la force pharmaco-dynamique, et cela en vue de représenter par une ligne la maladie artificielle que le médicament a puissance de développer sur l'homme sain, vous serez obligés de construire un nouveau parallélogramme sur AN et AF, et la diagonale AC exprimera exactement cette maladie médicinale.

Comparez maintenant les deux diagonales représentant, l'une, AB, la maladie naturelle, l'autre, AC, l'action pathogénétique du médicament, et vous verrez que ces deux lignes sont égales, comme étant les hypoténuses de deux triangles rectangles égaux, ou encore comme étant les diagonales de deux rectangles égaux.

En mathématique, ces deux égalités seraient représentées par des chiffres, par des nombres également égaux ; pour nous, messieurs, ces deux maladies ne peuvent être exprimées que par des symptômes. Ces deux ordres de symptômes doivent donc être semblables dans leurs expressions : *similia similibus*.

Ainsi, en partant de la théorie dynamique que j'ai eu l'honneur de vous exposer, nous sommes forcément, logiquement amenés à conclure que la loi de similitude est la seule qui nous conduise à une thérapeutique raisonnable et efficace.

Et cependant ici se présente une objection que je ne veux pas éluder. J'ai supposé que les lignes formaient entre elles un angle droit, ce qui est une exception, et vous pourriez penser que cette figure ne pourrait être construite quel que soit l'angle sous lequel ces forces se présentent. La loi des semblables trouverait alors son application dans certains cas, mais pas d'une manière aussi générale que nous le soutenons.

A cela, messieurs, je ferai une première réponse : c'est que cette loi représente seulement les actions spécifiques, et que celles-ci étant une exception pour la thérapeutique officielle, il n'est pas surprenant qu'il nous faille tenir compte de circonstances déterminées.

Seulement, je me hâte d'ajouter que nous pouvons, quel que soit l'angle sous lequel se rencontrent les lignes AM et AF, déterminer la direction de AN (force pharmacodynamique) et construire deux parallélogrammes dont les diagonales seront égales.

Aucune difficulté, d'abord, pour déterminer la direction de AB, les forces AM et AF étant données.

La direction de AN se reconnaît facilement aussi, le médicament devant être représenté par une ligne opposée à AM et appliquée au point A. Ce qui importe, c'est de dé-

terminer la longueur de AN, afin de construire le parallélogramme ANCF.

Pour ce parallélogramme, j'ai déjà deux côtés, AF et

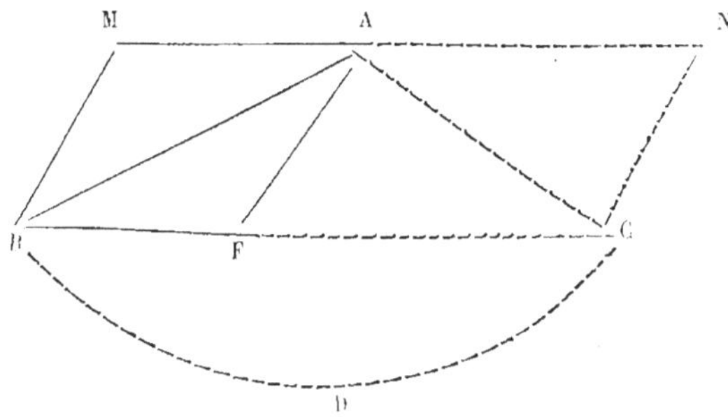

AN; je puis en trouver un troisième qui sera CF, c'est-à-
dire la parallèle menée à AN par le point F.

Ces trois lignes étant données, je décris du point A
comme centre et avec AB pour rayon, un arc de cercle
BDC, qui vient couper FC en C. Par ce point C je mène
CN parallèle à AF et je joins AC.

La figure ANCF est un parallélogramme puisque ses
côtés sont parallèles deux à deux, donc la diagonale AC
représente la résultante des forces AN et AF, c'est-à-dire
la maladie médicinale, tandis que AB représente la maladie naturelle. Or, ces deux lignes AB et AC sont égales
comme rayons d'un même cercle, donc ici encore la maladie médicinale et la maladie naturelle se trouveront
représentées par des lignes égales.

Seulement AM et AN ne seront pas égales, ce qui n'a
pas lieu de nous surprendre puisqu'elles font avec AF
des angles inégaux. Mais ceci nous montre seulement
une chose, messieurs, c'est que le médicament, s'il peut
être choisi d'après une même loi, doit être donné à des
doses variables. Principe important que je note aujour-
d'hui et dont je ferai plus tard une application utile.

Faites varier autant qu'il vous plaira l'angle MAF et vous pourrez toujours mener AN et FC, décrire l'arc de cercle BDC, déterminer par conséquent le parallélogramme ANCF, donc tracer les diagonales AC et AB.

Vous voyez par là que la loi des semblables trouvera son application toutes les fois que nous aurons en présence les trois forces dont nous avons si longuement parlé, aussi longtemps qu'il nous faudra combattre avec des médicaments une maladie dynamique.

Une dernière conclusion ressort des détails qui précèdent, je veux dire l'union indissoluble qui existe entre la théorie du dynamisme vital et la loi de similitude, union telle qu'en partant de la première nous arrivons inévitablement à la seconde.

Nous serait-il donc loisible de briser cette unité au gré de nos caprices? Vous ne le penserez pas, messieurs. Partis de la notion physiologique, nous avons été trop rigoureusement conduits à la conclusion thérapeutique pour séparer ces deux termes, de même qu'en partant de la loi de similitude, nous avons été forcés de nous élever jusqu'à la notion de la force vitale, de la nature dynamique des maladies et de l'action dynamique du médicament. Vous comprendrez maintenant que mon père ait pu dire : « Il n'y a pas dans la méthode hahnemannienne de principe plus élevé et plus général que le dynamisme : c'est de lui que tout part, c'est à lui que tout revient[1]. »

Dans notre prochaine conférence, nous nous occuperons du fait de spécificité.

[1] *Commentaires*, p. 307.

TROISIÈME CONFÉRENCE

DE LA SPÉCIFICITÉ

Messieurs,

L'étude que nous avons faite dans notre première conférence de la loi des semblables m'a permis de fixer la portée de ce principe thérapeutique ; je vous ai montré alors comment il était la juste expression des actions spécifiques, d'où ces différentes appellations de loi des semblables, d'appropriation, de spécificité. Vous ne serez pas surpris, je présume, si j'essaye aujourd'hui de préciser la valeur de cette dernière expression, en examinant le grand problème qu'elle soulève, problème souvent discuté en médecine, mais non encore résolu.

I

S'il faut en croire Trousseau [1], le mot de SPÉCIFICITÉ aurait été le signal de la révolte qui s'éleva contre les doctrines absolues de Brown et de Broussais. Ceux-ci ayant voulu, à l'exemple de Thémison, simplifier les principes généraux de la pathologie, avaient essayé de confondre

[1] Voy. *Traité de thérapeutique* et la *Clinique médicale de l'Hôtel-Dieu.*

en un même groupe, de rapporter à une même cause, agissant par excès ou par défaut, toutes les infirmités humaines. Ce n'était plus, sans doute, le *strictum* et le *laxum* des temps antiques; mais bien encore cependant une dichotomie fondée sur *la sthénie* et *l'asthénie*, pour le médecin écossais, sur *l'irritation* et *l'ab-irritation* pour l'illustre professeur du Val-de-Grâce.

La thérapeutique se trouvait simplifiée par cette donnée même. Pour ne parler que de la France, l'inflammation étant le fait dominant de la maladie, les émissions sanguines devenaient l'agent essentiel de tout traitement ; il s'agissait seulement de saigner plus ou de saigner moins.

Un jour vint cependant où l'on reconnut l'insuffisance de ces doctrines et le danger de ces moyens. Bretonneau [1], parlant de la diphthérie et de la dothinentérie, soutint qu'elles échappaient l'une et l'autre au système généralement adopté, qu'elles se distinguaient des affections auxquelles les principes reçus paraissaient s'appliquer encore, qu'elles formaient des *espèces* à part, se distinguant à la fois par leur cause, leurs symptômes et leur traitement.

Au moment même où Bretonneau s'élevait ainsi contre des opinions devenues populaires, les syphiliographes, repoussant l'application faite par Desruelles de la doctrine physiologique, en revenaient à l'enseignement de Hunter, et proclamaient à leur tour la spécificité de la maladie vénérienne.

Plus tard, M. Ricord, s'avançant encore dans cette voie, soutint que cette maladie elle-même devait être divisée en trois affections distinctes les unes des autres : la syphilis chancreuse, la blennorrhagie et les végétations.

Il est évident que, dans la révolution qui s'accomplis-

---

[1] *Traité de la diphthérie.* Paris, 1850.

sait, les médecins subissaient, à leur insu peut-être, l'influence des naturalistes. Ceux-ci avaient pour point de départ de leurs études l'espèce et sa fixité, l'espèce reconnaissable à un ensemble de caractères communs qui constituent le type, et qui offrent ceci de particulier de se retrouver chez les descendants, après avoir existé chez les parents. Y avait-il des espèces en pathologie? Les auteurs dont j'ai parlé, inclinaient à le croire et trouvaient ainsi le moyen d'apporter un ordre véritable là où ils ne rencontraient que confusion.

Pour y parvenir, ils rapportèrent à une même *espèce* les affections qui se rattachent les unes aux autres par des caractères communs, et qui affectent dans leurs expressions symptomatiques, leur marche, leurs terminaisons, un type irréductible aux autres types pathologiques. La rougeole, la variole, le choléra, la syphilis, sont des exemples qu'il suffit de citer pour justifier cette définition. Chacune de ces maladies est, en outre, apte à se transmettre, par infection ou par contagion, du sujet malade au sujet sain, et de se transmettre avec ses caractères, de telle sorte qu'un rubéoleux donne la rougeole et non la variole ou le choléra. « Entre le choléra asiatique, la dysenterie et la « dothinentérie, a dit Trousseau, il y a des différences si « tranchées, et les symptômes qui les accompagnent sont « si positifs, que les médecins les moins expérimentés les « distinguent l'un de l'autre; et la possibilité de cette « distinction implique l'idée de spécificité, car, il n'y « a de distinction possible que s'il y a des caractères « spécifiques [1]... Quoi qu'on fasse, on ne fera jamais « d'un choléra asiatique, d'une dysenterie, un choléra « nostras... Chacune conservera ses traits distincts, ses « caractères spécifiques.

---

[1] Voy. *Traité de thérapeutique*, par Trousseau et Pidoux, t. II, p. 552, édit.: et aussi la *Clinique de l'Hôtel-Dieu.*

« De la constance des effets, ajoute cet auteur, il est
« logique de conclure à la constance des causes. Et il n'est
« pas, en effet, plus logique de présumer une cause iden-
« tique pour le choléra et la fièvre jaune qu'il ne l'est
« d'attribuer à l'action du même virus la variole et la
« scarlatine [1]. »

La spécificité pathologique repose donc sur deux termes :
les caractères constants et la spécificité de la cause, celle-ci
engendrant des états pathologiques que seule elle peut
produire, et qui prennent naissance du moment où elle
entre en jeu.

Or, d'après M. Bouchut, d'accord en cela avec Trousseau,
la spécificité de la maladie doit conduire à la spécificité du
traitement, c'est-à-dire « à la recherche d'une médication
« spécifique ; » elle « empêche qu'on ne perde un temps
« précieux à faire ce que l'auteur du traité de pathologie
« générale appelle cette triste médecine des symptômes
« tant glorifiée de nos jours [2]. »

De toutes ces citations nous devons conclure, que dans
l'état actuel de la science, la spécificité repose sur trois
conditions :

1° Une cause spécifique,

2° Des caractères spécifiques,

3° Un traitement spécifique.

On peut dire que sur ce point tout le monde est d'accord.
Seulement les uns affirment que ces caractères se retrou-
vent dans un petit nombre d'états morbides, tandis que
les autres en font une règle plus générale. Hahnemann va
même plus loin encore, en soutenant que la spécificité doit
être la base de la pathologie.

Si l'on veut rechercher la cause de ces divergences, on
la trouve surtout dans les difficultés de satisfaire à la
troisième condition.

---

[1] *Loc. cit.*, p. 535.

[2] Voy. Bouchut, *Traité de pathologie générale.*

On ne discute pas au sujet des maladies pour lesquelles la thérapeutique possède des agents spécifiques. Qui donc mettrait en doute la spécificité de la syphilis en présence des succès du mercure et de l'iodure de potassium? Qui donc repousserait la spécificité de la fièvre intermittente paludéenne lorsque le sulfate de quinine est là pour la guérir? Mais pour les autres maladies, c'est différent. On proclame qu'une multitude de causes peuvent les produire et qu'elles cèdent à tous les agents de la médecine rationnelle.

Vous comprendrez maintenant comment Hahnemann, ayant proclamé la loi des semblables et trouvé ainsi le moyen de découvrir le médicament approprié non pas à chaque maladie, mais à chaque malade, a dû remonter de la spécificité thérapeutique à la spécificité pathologique.

Du moment où il enseignait que les maladies ne pouvaient guérir sûrement, promptement, avec les agents perturbateurs de la médecine rationnelle, il devait rechercher s'il n'y aurait pas erreur à soutenir qu'il existe une série d'états pathologiques engendrés par une multitude de causes, tandis que d'autres seraient produits par des agents pathologiques distincts, spéciaux, spécifiques, seuls en état de les produire. Ce problème ainsi posé, notre maître en a donné la solution ; c'est elle que je veux vous faire connaître aujourd'hui.

II

Pour Hahnemann, le point de départ de toute division pathologique est la connaissance de la cause de la maladie. C'est sur cette notion même qu'il fonde ses distinctions absolues, et cela devait être. Du moment, en effet, où il admettait que la maladie consiste, avant toute chose, dans un désaccord dynamique, il devait reconnaître en même temps que celui-ci est nécessairement en rapport avec l'agent capable de le produire.

Aussi, lorsque Hahnemann cherche à préciser la distance qui sépare les maladies aiguës des maladies chroniques, il le fait en tenant compte, non pas seulement de la rapidité ou de la lenteur de leurs évolutions, mais bien en s'appuyant sur la spécialité des causes capables de leur donner naissance.

Les premières, selon lui, dépendent d'influences morbides qui existent hors de l'homme et se puisent dans le milieu qui nous entoure. Ce sont d'abord les changements de température, les refroidissements, sous quelque forme qu'ils se produisent; puis, les miasmes qui se développent au sein de la terre, ou dans l'organisme humain devenu malade, infectent l'atmosphère et sont absorbés par l'homme sain avec l'air indispensable à sa respiration. Toutes les conditions capables d'amener le développement de ces miasmes, le sont aussi d'engendrer ces maladies; l'encombrement, les inondations, la guerre sont de ce nombre [1].

Deux autres ordres d'influences peuvent encore agir sur l'organisme et lui imposer les maladies aiguës, je veux dire : les influences psychiques et les causes traumatiques, l'une et l'autre extérieures au sujet. Mais aucune n'est apte à produire les maladies chroniques.

Celles-ci sont engendrées par des virus, lesquels prennent naissance dans l'homme lui-même, et se transmettent par voie de contact ou d'hérédité. Ces virus, Hahnemann les réduit à trois : le virus de la Syphilis, celui de la Psore et celui de la Sycose.

Pouvons-nous dire, messieurs, que cette division étiologique réponde à la seconde condition que nous avons posée, c'est-à-dire qu'à chacune de ces causes répondent

---

[1] Voy. *Organon*, § 72.

des maladies ayant des caractères constants? Il est facile d'en juger.

Et d'abord, pour ce qui concerne la première classe de maladies, il est d'observation que le froid engendre les maladies inflammatoires aiguës, lesquelles ont pour premier caractère de rester limitées au sujet sur lequel le refroidissement a frappé, sans s'étendre à ceux qui l'entourent, en un mot d'être individuelles. De plus, elles offrent trois caractères communs : la fièvre continue, la turgescence vitale et l'augmentation de la fibrine du sang. Ces trois caractères, vous les reconnaîtrez chez tous les hommes affectés d'une inflammation franche, qu'il s'agisse d'une bronchite, d'une pneumonie, d'un rhumatisme articulaire, etc.

Les maladies miasmatiques se comportent autrement. Dépendant de causes répandues dans l'atmosphère, elles atteignent soit des individus isolés, soit un petit nombre de sujets, soit la plus grande partie de ceux que le miasme entoure ; elles sont sporadiques, endémiques ou épidémiques.

Trois groupes de symptômes permettent encore de les distinguer des maladies inflammatoires ; la fièvre, en effet, n'est plus continue, mais bien rémittente, ou intermittente ; la fibrine diminue au lieu d'augmenter, et le sang devient diffluent ; la turgescence vitale, à son tour, est remplacée par la prostration, l'abattement, la stupeur, auxquels se joint une agitation caractéristique quand les centres nerveux sont atteints.

Par ces traits généraux se trouve reconstituée cette grande classe des fièvres indiquée par Pinel, rejetée par Broussais et que la science moderne est obligée d'admettre, non point en raison de leur essentialité, comme on le voulait autrefois, mais en raison de leurs caractères spécifiques.

Il y a plus, la spécificité est si précise pour ces affec-

tions et si bien en rapport avec la cause morbide elle-
même, qu'à chaque miasme correspond un état bien déterminé : au miasme paludéen les fièvres intermittentes,
aux miasmes animaux les affections typhoïdes, depuis la
fièvre putride jusqu'au choléra asiatique; à un miasme
spécial la rougeole, à un autre la scarlatine, à un troisième
la variole, toutes affections qu'on observe chez des hommes séparés, qui se trouvent limitées à certains pays ou
que l'on voit frapper des contrées entières et envahir peu
à peu les diverses régions du globe; ce qui est arrivé
pour la peste au moyen âge, pour le typhus au commen-
cement de ce siècle et pour le choléra à une époque plus
rapprochée de nous.

A côté de ces affections, et encore à titre de maladies
aiguës, se rencontrent tous ces états morbides dus aux
impressions morales et en rapport avec chacune d'elles.
Ici la fièvre est nulle, le sang n'est point altéré, les phénomènes nerveux dominent la scène.

Viennent enfin les affections traumatiques distinctes par
la cause qui les engendre, et qui est toujours une violence extérieure, et dont les caractères se confondent
avec ceux du traumatisme : fièvre légère, courbature extrême, abattement, symptômes auxquels il convient de
joindre ceux qui résultent de la blessure, par exemple
l'hémorrhagie et ses conséquences.

Or, toutes ces maladies naissent, se développent et se
terminent par la guérison ou par la mort, sans jamais se
confondre; elles sont donc spécifiques.

J'ajoute que toutes les maladies capables d'être rangées
dans les catégories que je viens de passer en revue présentent un caractère commun : c'est de pouvoir être
guéries par les seuls efforts de la force vitale, d'avoir
ainsi une durée limitée. Ceci tient à ce fait : que les causes
capables de les engendrer épuisent peu à peu leur action,
ce qui faisait dire à Hahnemann que les maladies aiguës

sont celles dont les causes sont extérieures et dont les effets peuvent être effacés par la réaction vitale elle-même.

Il en est tout autrement des maladies chroniques.

Considérées dans leurs traits généraux, celles-ci dépendent d'agents morbides qui prennent naissance au sein
de l'organisme, mais restent unies à certains produits de
sécrétion. Aussi se développent-elles seulement à la suite
de la transmission du virus de l'homme malade à l'homme
sain, par voie de contagion, ou encore des parents à l'enfant, par voie d'hérédité.

Le premier caractère des maladies chroniques est donc
d'être contagieuses à certains moments de leur existence,
héréditaires à d'autres périodes ; le second se puise dans
leur incurabilité par les seuls efforts de la réaction vitale.

Abandonnées à elles-mêmes, ou soumises à cette triste
médecine des symptômes, pour me servir des expressions
de M. Bouchut, elles ne guérissent pas, mais se trans-
forment, et au milieu de leurs évolutions successives,
elles envahissent l'organisme de plus en plus, revêtent
des formes toujours plus graves, en ce sens qu'elles sont
plus destructives, et arrivent enfin à ces états extrèmes
qu'on nomme les cachexies.

Or, si vous comparez ces traits généraux à ceux des
maladies aiguës, vous jugerez toute la distance qui sépare ces affections des maladies chroniques elles-mêmes,
différence de nature, de fond, et non pas seulement d'apparence ou de forme. Ce qui distingue en définitive ces
deux grands ordres de souffrances, c'est que les dernières
sont virulentes et que les autres ne le sont pas.

Cette différence deviendra plus saillante encore si nous
jetons un coup d'œil sur chacune des maladies chroniques admises par Hahnemann. La première, celles qu'il a
prise pour type, c'est la syphilis[1].

---

[1] *Traité des maladies chroniques*, introduction.

Que celle-ci soit due à l'infection de l'organisme par un virus, personne ne saurait le nier raisonnablement. Qu'elle soit contagieuse dans sa forme primitive, le chancre, et dans une partie de ses formes secondaires, c'est encore un fait trop généralement admis pour être contesté.

Abandonnée à elle-même ou, mieux encore, combattue par des moyens indirects, la syphilis ne cède jamais; elle va, au contraire, toujours en s'aggravant. Au début, ses manifestations sont superficielles, la peau et les membranes muqueuses en sont le siége; plus tard, le tissu cellulaire et le périoste sont atteints, les tumeurs gommeuses et les périostoses sont là pour le prouver. Plus tard encore, les os sont altérés, les exostoses se forment et la carie se creuse; puis viennent les affections viscérales, les dermatoses à ulcères profonds, la cachexie et la mort.

Cette diathèse présente donc tous les caractères dont je parlais tout à l'heure, et sur lesquels Hahnemann insiste avec le plus grand soin.

Mais en dehors de la syphilis, il y a encore une foule de maladies à marche lente. Celles-ci, Hahnemann les divise en deux classes : les fausses maladies chroniques et celles qui sont réellement dignes de ce nom[1].

Les premières dépendent des conditions nuisibles au milieu desquelles le sujet est appelé à vivre, et dont l'action continue ne permet pas aux réactions vitales de se produire. Le caractère essentiel de ces maladies est de s'améliorer du moment où le sujet, modifiant ses habitudes, change de milieu, et encore de n'être pas héréditaires. C'est le fait de l'ouvrier qui abandonne un atelier insalubre ou une profession dangereuse; le fait de l'homme qui sait renoncer à l'une de ces habitudes nées de la civilisation, mais cent fois plus redoutables souvent que les

[1] Voy. *Organon*, § 77.

causes nocives elles-mêmes, je veux parler de l'abus du tabac, des liqueurs où entre l'absinthe, de l'abus des parfums, en un mot de tous ces agents préparés pour nos plaisirs et bien souvent causes de nos souffrances.

Mais à côté de ces affections qui peuvent diminuer ou disparaître par une seule modification dans l'hygiène, se trouve une série de maladies que les meilleures conditions ne sauraient ni améliorer ni guérir. A celles-là Hahnemann réserve le nom de véritables maladies chroniques non vénériennes, et il les rapporte à l'action de deux virus : celui de la psore, dont la forme primitive et contagieuse serait la gale, et celui de la sycose, dont la forme primitive, également contagieuse, serait certaines végétations.

En résumé, Hahnemann divisait les maladies en un certain nombre de groupes auxquels mon père a donné le nom de diathèses, exprimant par ce mot des constitutions morbides produisant des altérations semblables ou diverses, mais ayant une nature identique[1].

Il faut reconnaître ainsi avec Hahnemann :

1° Une diathèse inflammatoire,

2° Les diathèses miasmatiques,

3° Les diathèses psychiques,

4° Le traumatisme.

Toutes quatre se rapportant aux maladies aiguës ;

Pour les maladies chroniques :

1° Une diathèse syphilitique,

2° Une diathèse psorique,

3° Une diathèse sycosique.

A celles-ci il faut ajouter les fausses maladies chroniques et les maladies médicinales pour embrasser tout le cercle pathologique.

---

[1] Toutes ces données pathologiques ont été indiquées par Hahnemann dans l'*Organon* et le *Traité des maladies chroniques*, et précisées par mon père dans son Cours de 1855, dans plusieurs mémoires inédits, enfin dans ses *Commentaires sur l'Organon*.

III

Je ne vous le dissimulerai pas, messieurs, cet enseignement a soulevé plus d'une objection, et je dois vous en faire juges.

Celles-ci toutefois ne pouvaient porter sur les maladies aiguës; l'inflammation, les affections typhoïdes, les fièvres éruptives, intermittentes, les maladies dues aux impressions morales et au traumatisme étant admises de tous.

Pour les maladies chroniques, la spécificité de la syphilis était trop bien établie pour qu'on fût en droit de l'attaquer; mais il n'en était pas de même de la psore et de la sycose; la première de ces diathèses surtout semblait tellement en opposition avec les découvertes récentes, qu'on en faisait une hérésie.

Était-il possible, lorsque le microscope démontrait la présence de l'*acarus scabiei* comme cause de l'éruption psorique, de considérer cette dernière comme la forme primitive d'une diathèse destinée à marcher de front avec la syphilis? On se refusait à le croire. On reconnaissait sans doute à l'éruption psorique trois éléments : une vésicule remplie de sérosité, un sillon partant de cette vésicule et un insecte, l'acare [1], logé à l'extrémité de ce

---

[1] L'existence de cet insecte fut longtemps contestée et donna lieu même à une de ces mystifications auxquelles les corps savants n'échappent pas toujours. Entrevu dès 1654, l'*acarus scabiei* avait été tour à tour nié et affirmé, lorsqu'en 1812 un pharmacien de l'hôpital Saint-Louis annonça qu'il en démontrerait la présence. Une commission de l'Académie de médecine et de l'Institut ayant été nommée, M. Galès ouvrit devant elle quelques *vésicules* psoriques, déposa leur contenu sur le porte-objet du microscope, et chacun put alors y voir l'insecte objet de tant de sollicitude. L'existence de l'acare fut donc admise; seulement on s'étonnait de trouver une similitude complète entre l'insecte présenté par M. Galès et la mite du fromage. Ce qui parut plus mer-

sillon. Longtemps on crut que la sérosité contenue dans
la vésicule était l'agent de contagion, et la gale pas-
sait pour virulente ; mais des recherches persévé-
rantes conduisirent à un autre résultat, en prouvant
que ce liquide pouvait être inoculé à un homme sain sans
qu'il parût aucune trace d'éruption. Il en était autrement si l'on transportait un acare sur la peau ; car cet
insecte ne tardait pas à soulever l'épiderme et à creuser
un sillon : la vésicule paraissait ensuite sur le point où
la piqûre avait eu lieu.

En s'appuyant sur ces faits et sur l'étude de l'acare,
les micrographes soutinrent, et avec raison, que l'agent
de contagion était l'insecte et non la sérosité remplissant
les vésicules ; dès lors la gale fut rangée parmi les mala-

veilleux encore, ce fut de voir Biett, bientôt suivi de Rayer, Asselin,
Galeotti, affirmer qu'ayant voulu reprendre les expériences de M. Galès,
il avait échoué. L'acarus étant perdu encore une fois, M. Lugol proposa trois cents francs à qui le retrouverait. On était en 1820. En 1829,
M. Raspail assura que de nouvelles recherches l'avaient conduit à ce but
si désiré. Une nouvelle commission se réunit, et M. Raspail, aidé de
M. Meynier, se mit en devoir de montrer qu'il avait gagné les trois cents
francs. Les vésicules furent encore ouvertes, M. Meynier déposa leur
sérosité sur le porte-objet et eut le soin d'agiter le liquide avec son
doigt. Le microscope permit alors de constater la présence d'un sarcopte en tout semblable à celui de M. Galès.

Ce fut alors que M. Raspail expliqua qu'il n'avait point du tout
trouvé l'acare, mais qu'il venait de montrer comment les savants avaient
été dupes du premier expérimentateur. M. Meynier avait en effet caché
sous son ongle un ciron du fromage et l'avait déposé au milieu de la
sérosité prise dans les vésicules, au moment où il avait agité celle-ci avec
le doigt. Donc, disait M. Raspail, M. Galès s'est moqué de tout le monde ;
l'acarus scabiei n'existe pas.

Le doute étant ainsi rentré dans l'esprit des savants, la gale redevint
une maladie virulente ; lorsqu'en 1834 un médecin corse, M. Renucci,
assura que l'acare existait réellement, que dans son pays la plus hum-
ble paysanne savait l'atteindre et l'enlever. Seulement ce n'était pas au
milieu de la vésicule qu'il se trouvait, mais au fond du sillon. Chacun
alla dès lors à l'endroit indiqué, et le sarcopte fut reconnu de tout le
monde. Sa présence est aujourd'hui hors de doute (Voy. sur ce point
Monneret et Fleury. *Compendium de médecine pratique*, t. V, p. 267.)

dies parasitaires et enlevée à la catégorie dans laquelle on l'avait placée tout d'abord.

Il y avait là pour l'enseignement homœopathique une grave objection, dont mon père trouva la solution dans ce fait que l'acare était un animal porteur d'un venin [1].

Dans cette hypothèse, en effet, ce venin pouvait infecter l'organisme, et il devenait possible de concilier les découvertes microscopiques avec les révélations de l'observation clinique elle-même. Celle-ci n'avait-elle pas montré que, pour un galeux, tout n'était pas fini avec l'éruption ?

Or, messieurs, les naturalistes et les dermatologues se réunissent aujourd'hui pour confirmer cette supposition. Moquin-Tandon, par exemple, établit parfaitement que l'acare est constitué pour être porte-venin : il a des mandibules organisées comme des antennes-pinces, deux crochets pointus et mobiles dans une rainure ; c'est avec ces crochets qu'il pique pour se nourrir et pondre ses œufs, mais non pas pour creuser son sillon [2]. C'est sur le point où il a piqué que naît la vésicule, de même que c'est sur le point contaminé par le virus syphilitique que se creuse le chancre.

D'un autre côté, M. Devergie établit que l'acare ne développe pas l'éruption vésiculeuse, caractéristique de la gale, par sa présence seule, et cela pour plusieurs raisons :

1° S'il agissait par sa présence seule, si la vésicule était le fait d'une simple irritation locale, l'animalcule devrait se trouver au fond de la vésicule, ce qui n'a pas lieu ; c'est à l'extrémité d'un sillon dont une des extrémités appartient à cette vésicule, qu'il se trouve blotti, de sorte que la vésicule existe sur le point où l'animal a piqué et non pas là où il s'est réfugié ;

[1] Voy. *Commentaires sur l'Organon*, p. 575.
[2] *Traité d'histoire naturelle médicale.*

2° Si l'éruption psorique était un effet mécanique, son importance devrait être proportionnée au nombre des acares et des sillons, ce qui n'a pas lieu non plus : des acares peu nombreux et des sillons très-rares pouvant coïncider avec de très-nombreuses vésicules;

3° Dans l'hypothèse que je combats, les éruptions successives ne sauraient avoir lieu qu'en raison de la multiplication des acares; ce qui est encore opposé à ce que nous apprend l'observation.

Du moment donc où l'acare est organisé comme les autres insectes venimeux, où l'éruption psorique, par son mode de développement, son abondance, le siége de ses vésicules, ne peut être expliquée par la seule irritation mécanique due à la présence de cet insecte, nous sommes en droit de voir dans ce dernier l'agent d'une contagion médiate. La véritable cause de la maladie est alors le virus qu'il dépose dans l'organisme, et dont la porte d'entrée est la piqûre faite par les crochets mobiles et pointus qu'on observe chez cet animal.

Ce virus peut-il engendrer des symptômes consécutifs? L'observation clinique le prouve sans réplique. Autenrieth en a décrit un grand nombre dans son mémoire sur les maladies consécutives à la répercussion de la gale; M. Devergie signale des éruptions vésiculeuses semblables à l'eczéma, et des éruption pustuleuses, furonculeuses même, auxquelles la tradition populaire a donné le nom de dépôts de gale.

Ce qu'il y a de remarquable, c'est de voir ces auteurs reconnaître comme symptômes indicateurs de cette diathèse les même accidents que M. Bazin considère comme étant les premières manifestations de l'herpétisme. On serait ainsi conduit à considérer la gale comme la forme primitive de la diathèse herpétique, ce qui compléterait l'enseignement du médecin de l'hôpital Saint-Louis, et ferait regretter qu'empruntant à l'homœopathie une partie de sa doctrine des maladies chroniques, il ne l'ait pas fait complétement et qu'il n'ait pas su reconnaître jusqu'à quel point Hahnemann l'avait inspiré[1].

Quoi qu'il en soit, un fait existe au-dessus de toute contestation : la gale est une maladie qui a tous les caractères des formes primitives des affections virulentes ; nous ne pouvons donc nous résigner à y voir seulement une maladie locale dont les frictions extérieures pourraient triompher en quelques minutes.

Ce premier point élucidé, une autre objection se présente. En admettant que la psore soit une maladie diathésique au même titre que la syphilis, devons - nous lui accorder l'immense étendue que lui attribuait Hahnemann et y comprendre les sept huitièmes des maladies chroniques ?

Pour mon compte, je ne le crois pas ; mais c'est, permettez-moi de le dire, une question secondaire.

Le point essentiel est de savoir si les maladies chroniques sont virulentes, et ce point me paraît au-dessus de toute contestation; car elles sont, comme la syphilis, dont la virulence ne saurait être mise en doute, incurables par les seuls efforts de la force vitale, capables de se transformer en revêtant des formes toujours plus graves, ce qui nous permet d'affirmer qu'elle doivent avoir pour origine une forme contagieuse. Maintenant, qu'il faille séparer cette diathèse en plusieurs autres dont les formes premières se transmettraient encore par le contact, c'est un point à élucider.

Mais Hahnemann n'a point entendu fermer le cercle ; il a posé le principe, en laissant à chacun le soin d'en faire une plus large application.

Veuillez remarquer aussi que chaque observateur subit l'influence du milieu dans lequel les circonstances l'ont

---

[1] *Leçons sur les maladies génériques de la peau.*

placé. Si Broussais, au lieu d'être médecin militaire et de
se trouver à la tête d'une armée envahissante, eût observé au milieu d'une grande ville, il aurait eu moins
souvent occasion de constater les effets des refroidissements, et sa théorie de l'inflammation n'aurait peut-être
pas vu le jour. De même, si Hahnemann n'avait point
publié son *Traité des maladies chroniques* après avoir
pratiqué la médecine au milieu des désastres de la
guerre, et dans un pays où l'ennemi apportait ses maladies, mais au centre de notre civilisation actuelle, il
aurait, sans aucun doute, accordé moins d'importance
à la psore et à la sycose et beaucoup plus à la blennorrhagie.

Il y aurait dans ce cas plus de trois diathèses chroniques, ce qui est peu important; car d'une part Hahnemann n'a jamais entendu limiter le champ de la pathologie; de l'autre, étendre l'application d'un principe, c'est
lui donner une nouvelle consécration.

Or, la blennorrhagie est certainement une des maladies chroniques des plus communes; elle est même tellement fréquente que bien peu de jeunes gens ont évité de
lui payer tribut.

Sur cette maladie les syphiliographes ont formulé
les enseignements les plus contradictoires. Considérée
par Hunter comme étant virulente au même titre que
la syphilis, elle est devenue une infection locale,
une sorte de catarrhe, que toutes les causes peuvent
engendrer, qu'un simple excès vénérien saurait produire.

Ainsi que je l'ai dit ailleurs, cette opinion tient à ce
qu'on a confondu sous le même nom tous les écoulements
du canal de l'urèthre, ce qui est tout aussi contraire à
l'observation que de vouloir réunir dans une même affection toutes les leucorrhées. Mais au milieu de ces écoulements divers, il en est un auquel M. Diday a donné le nom

de blennorrhagie type [1] et qui offre les caractères suivants :

1° C'est une maladie contagieuse, et qui se transmet de
l'homme malade à l'homme sain avec tous ses caractères ;

2° Elle est inoculable, non pas avec la lancette, comme
il arrive pour la syphilis, mais par la simple application du pus sur une surface saine capable de l'absorber ;

3° Elle a des symptômes consécutifs : rhumatisme,
coryza, ophthalmie, otite, etc., lesquels se développent
loin du siége primitif du mal, ce qui prouve la généralité
de cette affection.

Un caractère lui manque toutefois, je veux parler des
formes héréditaires qui sembleraient lui faire défaut. Et
cependant ici encore l'apparence ne correspond pas à la
réalité.

Il y a en effet toute une série d'affections à marche
chronique, héréditaires, soumises à des transformations
fatales et aboutissant à de redoutables terminaisons, je
veux parler de la scrofule. Maladie essentiellement chronique par sa marche et par ses caractères, les pathologistes
n'ont jamais pu lui attribuer une forme primitive et contagieuse. Or, celle-ci ne paraît être autre que la blennorrhagie. Interrogez, en effet, les pères des enfants scrofuleux et qui ne sont pas scrofuleux eux-mêmes, et vous
trouverez qu'ils ont eu des blennorrhagies ; bien plus,
qu'ils étaient encore porteurs de quelque suintement au
moment de la conception.

Comparez ensuite ces ophthalmies, ces otites, ces
arthrites scrofuleuses aux ophthalmies, aux otites et aux
arthrites blennorrhagiques, et vous serez surpris des ana-
logies symptomatiques que vous rencontrerez entre ces

---

[1] *Des Maladies vénériennes et de leur traitement homœopathique.*
1 vol. in-8°, p. 193 et suiv.

deux catégories d'affections que l'usage sépare, mais que l'observation rapproche [1].

Vous serez conduits alors à diviser cette grande diathèse de la psore en deux familles : l'herpétisme, ayant pour forme primitive la gale; la scrofule, ayant pour point de départ la blennorrhagie.

Que devez-vous penser de la sycose?

Hahnemann la caractérise en ces termes : « Des excrois-« sances des parties génitales... excroissances qui, plu-« sieurs jours ou même plusieurs semaines après l'infec-« tion par le coït, surviennent accompagnées généralement, « mais non toujours, d'une sorte d'écoulement gonorrhéi-« que par l'urèthre; sont rarement lisses et en forme de « verrues, plus souvent molles, spongieuses, imbibées « d'un liquide fétide, saignant à la moindre cause, et sem-« blables à des crêtes de coq ou à des choux-fleurs... — « Cette maladie des fics, ajoute Hahnemann, a été fort ré-« pandue pendant les dernières guerres, depuis 1809 jus-« qu'en 1814; mais depuis cette dernière époque, elle est « devenue de plus en plus rare [2]. »

Eh bien, messieurs, si vous interrogez maintenant les syphiliographes, ils vous diront qu'il y a des végétations contagieuses, donc primitives; ils ajouteront ensuite que, si l'on compare les maladies végétantes, depuis la verrue jusqu'au polype, on les trouve composées anatomiquement d'éléments semblables, de telle sorte que M. Diday a dit : La végétation est une verrue, formule qu'il aurait fallu prendre au rebours pour la rendre exacte, en proclamant que la verrue est une végétation [3].

Nous voici en définitive en possession de quatre grands groupes de maladies chroniques :

[1] Voy. sur ce sujet le *Mémoire sur les maladies scrofuleuses*, par M. Léon Simon père, et mon *Traité des maladies vénériennes*, p. 214

[2] *Traité des maladies chroniques*, t. I, p. 116 et 117.

[3] Voy. sur ce sujet mon *Traité des maladies vénér.*, p. 247 et suiv.

1° La psore, ayant pour forme primitive la gale ;

2° La syphilis, ayant pour point de départ le chancre ;

5° La blennorrhagie, ayant pour origine une sécrétion muco-purulente et pour dernier terme la scrofule;

4° La sycose, offrant comme première manifestation les végétations contagieuses. Pour ces quatre diathèses, nous pouvons remonter, comme le voulait Trousseau, de la constance des effets à celle des causes.

Car chacune se développe, se transmet sans jamais se confondre avec les autres ; le syphilitique reste tel et ne devient ni herpétique ni scrofuleux, ses enfants seront, comme lui, syphilisés, sans présenter de traces de scrofule ou d'herpétisme. L'espèce morbide est donc ici parfaitement caractérisée ; on ne peut la méconnaître.

IV

La pathologie hahnemannienne vous étant ainsi connue dans ses traits principaux, je veux vous la faire apprécier dans ses conséquences. Celles-ci sont nombreuses, et, ce qui est surtout intéressant, elles sont pratiques. Elles portent à la fois sur l'étiologie, la pathogénie, le diagnostic et le pronostic.

A. Etiologie. — Sous ce rapport, elle nous force à distinguer, entre les causes occasionnelles et les causes fondamentales, essentielles des maladies.

Vous l'avez pu voir, en effet, l'homœopathie n'admet pas qu'il y ait une série d'affections qui puissent naître sous des influences diverses et guérir avec une série de moyens, toujours les mêmes, au milieu desquels la raison doit choisir. Pour elle, à chaque cause morbide correspond un état spécial, distinct de tous les autres, et réclamant des médicaments appropriés.

Pour bien comprendre la valeur et la justesse de cet enseignement, il faut vous reporter à la distinction que nous avons établie dans notre dernière séance entre la maladie et sa localisation, entre la diathèse et les lésions matérielles. Car, s'il est vrai de dire qu'un organe puisse s'altérer par l'effet de causes diverses, que le poumon, par exemple, puisse se congestionner sous l'influence du froid, de l'état typhoïde, du miasme rubéoleux, scarlatineux même, il ne l'est pas moins que ces constitutions morbides qu'on nomme l'inflammation, l'état typhoïde, rubéoleux, scarlatineux, relèvent chacune d'une cause spéciale à laquelle elles doivent leurs caractères et leur individualité.

De là vient que pour bien comprendre la valeur des détails dans lesquels je suis entré, il ne faut pas oublier le point de vue dynamique, lequel domine notre pathologie, comme il le fait aussi de notre physiologie.

Mais c'est surtout pour ce qui concerne les maladies chroniques que la séparation spécifique a toute sa valeur au point de vue de l'étiologie ; ici surtout il importe de ne pas confondre la cause fondamentale, *sine qua non*, de la maladie et l'influence passagère dont souvent elle paraît dépendre. On se ferait, par exemple, de grandes illusions si l'on soutenait, comme l'ont fait un grand nombre de pathologistes, que le froid, l'habitation des lieux humides, l'entassement, le défaut d'air et de lumière puissent engendrer la scrofule ; ces conditions ne sont pas, en effet, plus aptes à les produire qu'elles ne peuvent faire naître la syphilis ou l'herpétisme. La cause fondamentale d'une maladie chronique, c'est le virus d'où elle relève [1].

Cela veut-il dire que ces causes soient toujours sans effet ? Non, évidemment ; cela signifie seulement qu'elles

---

[1] Je puis faire remarquer que pour nous le virus est la cause de la maladie et non la maladie elle-même , comme a paru le croire le docteur Jousset dans sa lettre insérée au *Bulletin de la Société homœopathique*.

ne sauraient déterminer l'explosion de la diathèse si le sujet n'y était déjà prédisposé.

Mais que faut-il entendre par ce mot : la *prédisposition* ?

Si vous voulez en apprécier exactement la valeur, il vous faut encore vous reporter à l'enseignement de Hahnemann au sujet de la marche des maladies chroniques. Dans l'opinion de ce maître, opinion conforme à toute la tradition médicale, ces maladies offrent ceci de particulier, de ne pas se développer d'une manière continue, mais par saccades. Ainsi qu'il le dit dans ce langage imagé, auquel il sacrifiait quelquefois, elles ont des périodes de sommeil. D'après cela, la prédisposition est la maladie chronique considérée à un de ces moments où l'état diathésique existe sans localisations importantes.

Mais pour sortir de cet état latent, une impulsion secondaire suffit le plus souvent, la cause occasionnelle peut l'imprimer. Le sujet prédisposé est donc un sujet malade généralement, et, chez lequel des localisations nombreuses sont en puissance. Tenant compte de cette distinction, nous ne dirons pas que le froid peut faire naître la phthisie, mais bien qu'il peut hâter le développement des tubercules sur les sujets prédisposés parce qu'ils sont scrofuleux.

Nous ne dirons pas non plus que les causes extérieures pourront amener des symptômes de syphilis secondaire ou tertiaire chez des sujets indemnes de toute infection vénérienne antérieure, pas plus que des manifestations d'herpétisme, d'arthritis ou de scrofule ; mais nous comprendrons comment, ces diathèses existant, les causes occasionnelles seront capables de hâter leur marche, d'activer leurs transformations.

L'homœopathie, messieurs, nous permet encors de fixer le sens d'un mot bien souvent employé en médecine, l'*hérédité*. Tous les pathologistes en font une cause morbide, mais en fait nous pouvons y voir seulement le mode de transmission de l'état diathésique des parents à l'enfant. Cet état se trouvant en rapport, comme je l'ai dit, avec le virus infectant, la maladie héréditaire doit aussi en porter la marque caractéristique. Aussi voyez-vous le père syphilisé engendrer des enfants syphilitiques et non pas herpétiques ou scrofuleux, et ces enfants porter à leur tour des marques évidentes de l'infection virulente qui leur a été transmise ; ce qui faisait écrire à mon père, dès 1835, cette réflexion : « Je le dis hautement, parce que c'est ma conviction, s'il est un point sur lequel la médecine se rattache à la morale, c'est évidemment celui qui nous occupe. Je ne sais rien de l'origine des virus chroniques, et personne dans la science n'en sait plus que moi ; mais je ne leur connais que deux origines possibles : ou l'humanité en a reçu le germe en naissant, ou l'homme en a puisé la source dans l'ordre naturel qui lui sert de milieu ambiant. A quelque hypothèse qu'on s'arrête sur l'origine des virus chroniques, toujours faut-il reconnaître qu'ils sont pour nous comme le lien de solidarité matérielle ou physiologique que la Providence a établi entre les membres de l'espèce humaine. C'est par ce lien que les générations se touchent les unes les autres, physiquement, et qu'elles sont responsables les unes des autres, de même que, sous le rapport moral et politique, les pères répondent du bonheur de leurs enfants et par l'éducation qu'ils leur donnent, et par les institutions qu'ils leur lèguent[1]. »

B. Pathogénie. — Sur ce second point, les principes qui précèdent ne sont pas moins importants que pour le premier.

D'abord, en fondant les distinctions des maladies aiguës et des maladies chroniques sur la nature même des causes

---

[1] Léon Simon, *Cours de médecine homœopathique*, p. 505.

d'où elles relèvent, Hahnemann a repoussé la transformation de ces deux ordres de maladies, rejeté, par conséquent, le passage d'une maladie aiguë à l'état chronique.

Il admet, au contraire, que toute maladie aiguë peut être entravée dans sa marche, surtout dans sa guérison, par une maladie chronique préexistante ; qu'autre chose est une inflammation frappant sur un sujet antérieurement sain ou sur un sujet syphilitique, herpétique ou scrofuleux.

En second lieu, s'il reconnaît la distinction spécifique des différentes diathèses chroniques, il ajoute qu'elles peuvent se trouver réunies sur un même sujet et donner ainsi naissance à ces maladies dont les caractères sont mal définis. Pour lui la syphilis larvée, par exemple, est le résultat de la coexistence de la psore et de la syphilis, ce qui oblige à recourir successivement aux antipsoriques et aux antisyphilitiques pour en triompher.

C. Diagnostic. — La doctrine que j'ai développée jusqu'ici a également des conséquences importantes pour le diagnostic, lequel ne peut être fondé que sur la considération de l'ensemble des symptômes présentés par le malade; les symptômes généraux indiquant la diathèse, les symptômes locaux, ses formes et la période à laquelle elle est parvenue, les symptômes individuels nous faisant connaître l'individu malade, l'idiosyncrasie.

Éclairés par cet ensemble de caractères, nous pourrons remonter des effets à la cause, préciser cette dernière, et distinguer, entre toutes celles qui auront pu agir, les causes essentielles et les influences secondaires. Toutes ces données réunies, nous saurons de la maladie ce qu'il est utile d'en connaître pour la guérir.

D. Pronostic. — Celui-ci acquiert aussi une précision nouvelle par le seul fait de l'enseignement hahnemannien.

Vous ne saurez en douter, messieurs, pour les maladies chroniques, si vous voulez bien tenir compte des lumières si vives que les syphiliographes ont su répandre sur la diathèse objet exclusif de leurs études, en fixant sa marche, qu'ils ont reconnue être régulière et non pas capricieuse comme on le croyait autrefois. Or, un mode de développement analogue existant pour la scrofule et pour l'herpétisme, il sera toujours possible de prévoir les évolutions possibles, en tenant compte des symptômes actuels et de tous ceux qui les ont précédés; en un mot du présent et du passé; par là se trouve fixée la valeur des antécédents.

S'agit-il d'une maladie aiguë ou bien d'une affection chronique, le pronostic prendra une précision plus grande par le seul fait de la connaissance de l'espèce à laquelle cette maladie répond, par l'impossibilité de certaines transformations et la nécessité au contraire de plusieurs autres.

E. Traitement. — Mais c'est surtout dans les conséquences thérapeutiques, c'est-à-dire relativement au choix des médicaments, que la théorie de la spécificité a une immense valeur.

De la spécificité pathologique M. Bouchut avait conclu à la recherche d'une médication spécifique, comprenant des moyens empiriques, irrationnels, occultes, suivant cet auteur, mais qui existent, dit-il. Honneur à qui pourra les découvrir!

Honneur, dirai-je plutôt, à celui qui nous mettra en possession de la loi capable de nous les faire reconnaître! Cette loi étant précisément la loi des semblables formulée par Hahnemann, honneur, devons-nous dire, au fondateur de l'homœopathie!

Ainsi, messieurs, ici encore tout s'enchaîne. Si les pathologistes ont pu conclure avec Sydenham de la spécificité morbide à la nécessité de la spécificité thérapeutique, Hahnemann a su s'élever de la dernière à la première, et il l'a fait sans rencontrer d'obstacles sur sa route. Nous ne pouvons ainsi séparer ces deux parties de son enseignement. Il ne nous est pas plus permis de le faire, que nous n'avons pu séparer la loi des semblables de la notion du dynamisme vital. La loi de similitude, pour être rigoureusement justifiée et logiquement appliquée, ne peut être distraite de l'ensemble de la doctrine.

Il vous est facile aussi de juger maintenant ce reproche, si souvent adressé à Hahnemann, de n'avoir rien su faire de bon pour la pathologie. Quoi de plus large, en effet, et de plus pratique que toutes les notions précédentes, nettement formulées dans l'*Organon* et le *Traité des maladies chroniques*, et dont vous retrouverez des germes dans les opuscules, surtout dans l'*Essai sur les maladies vénériennes*, dont j'ai donné la traduction en 1855 !

Ces germes, il fallait les développer ; mon père y mit tous ses soins. Dès son cours de 1855, il insistait sur la valeur des travaux de Hahnemann en pathologie générale ; plus tard, il lut à la Société de médecine homœopathique des mémoires restés inédits ; les commentaires sur l'*Organon* lui permirent enfin d'exposer ces vérités avec tous les développements qu'elles comportent.

On l'a dit avec raison, ces commentaires font partie de mon héritage[1]. J'ajoute, messieurs, que c'est la partie dont je suis le plus fier et que j'ai le plus à cœur de défendre, parce que j'y vois de grandes vérités et d'utiles conseils. Vous le comprendrez mieux encore, si vous voulez bien comparer la doctrine qui s'y trouve exposée avec celles qui régnaient au moment où Hahnemann écrivit l'*Organon* et celles qu'on adopte aujourd'hui.

Lorsque Hahnemann publiait son livre, deux hommes dominaient la médecine, Brown et Cullen, tous deux essentialistes et non pas spécificiens, et Broussais se prépa-

____
[1] *Art médical*, n° de janvier 1868.

rait à s'emparer des esprits, en critiquant ce qu'il appelait les ontologistes, sans s'apercevoir que l'inflammation, telle qu'il la comprenait, était aussi une essentialité morbide.

Ce fut en présence de ces doctrines, généralement admises alors, qu'Hahnemann, recueillant l'héritage de Sydenham, posa la nécessité de la spécificité, spécificité reconnaissable par l'ensemble des symptômes, et qui nous débarrassait de la recherche de la *prima causa morbi*, de cette nature essentielle des maladies que, depuis Galien, on poursuivait toujours sans la rencontrer jamais. Hahnemann ramenait donc ainsi la pathologie à l'observation seule, comme il le faisait pour la matière médicale et la thérapeutique. En cela il traçait un sillon qui devait bientôt être suivi, et au milieu duquel devaient se rencontrer les médecins, depuis Bretonneau jusqu'à Trousseau et ses disciples les plus directs. Lorsque nous voyons aujourd'hui M. Bazin séparer les maladies aiguës de la peau des dermatoses chroniques, diviser ces dernières en plusieurs classes auxquelles il donne le nom d'herpétisme, de scrofule, d'arthritis et de syphilis, ajouter à ces catégories les maladies médicinales de l'enveloppe cutanée, nous sommes en droit de soutenir qu'il n'y a dans cet enseignement rien autre chose qu'une heureuse application de la doctrine hahnemannienne.

A nous, messieurs, de continuer l'œuvre du maître, non pas en dissimulant les emprunts que nous devons lui faire, mais en les proclamant hautement. A nous de rapprocher son nom de celui des médecins qui établirent pour la science la valeur exclusive de l'observation, et de montrer qu'il sut ramener l'art dans la voie tracée par Hippocrate, reprise par Sydenham, voie qu'il n'abandonna jamais.

QUATRIÈME CONFÉRENCE

DE LA MÉTHODE

Messieurs,

Nous avons terminé dans notre dernière séance l'exposition des principes enseignés par l'homœopathie. Vous avez pu voir qu'ils se réduisent à une trilogie dont les termes sont inséparables : la loi des semblables, le dynamisme vital et la spécificité.

Ce premier soin rempli, il faut nous occuper de la méthode, sans laquelle l'application des principes eux-mêmes serait abandonnée au hasard, ne manquerait pas d'aboutir à l'insuccès et de conduire au découragement.

Cette méthode, Hahnemann l'a exposée avec détail dans l'ouvrage qu'il lui a consacré, l'ORGANON. C'est là que vous trouverez les conseils les plus précis, les préceptes les plus utiles pour la pratique.

Et ici je dois vous présenter une remarque préliminaire, pour laquelle je réclame votre attention. Beaucoup ont lu l'*Organon*, et, si vous tenez compte du petit nombre de ceux qui l'ont adopté, vous serez obligés de reconnaître que bien peu l'ont compris. Eh bien, une des raisons pour lesquelles cet ouvrage a été mal apprécié se trouve dans une adjonction faite par le traducteur au titre choisi par Hahnemann. Celui-ci avait tout simplement appelé son œuvre *Organon de l'art de guérir*, et Jourdan a mis à la suite : *Exposition de la doctrine médicale homœopathique*. De là une confusion fâcheuse.

Attirés par la couverture du livre, les lecteurs français voulurent, en effet, y trouver ce qui ne pouvait y être, l'*exposition d'une doctrine*. Déçus dans leur espérance, beaucoup déclarèrent que les prétentions élevées par l'homœopathie n'étaient point justifiées, et ils classèrent la réforme hahnemannienne au nombre de ces rêveries dont l'Allemagne, pensait-on, avait le privilége.

Il en eût été autrement si chacun avait pu consulter l'ouvrage du maître dans la langue même où il l'avait écrit ; car on aurait vu de suite que, dans la pensée de son auteur, il s'agissait seulement d'exposer une *méthode médicale*, ce qu'indiquaient ces deux mots : ORGANON DE L'ART DE GUÉRIR, *Organon der Heilkunst*.

Ce titre, ainsi que mon père l'a fait remarquer, s'expliquait alors par les souvenirs qu'il pouvait rappeler. Lorsque Aristote voulut donner à la science humaine une base définitive, il écrivit l'*Organon*, qui comprend les six traités ayant trait à la logique ; et lorsque, dix-neuf siècles plus tard, Bacon se proposa la réédification de la science sur de nouveaux principes, il écrivit le *Novum organum* comme préface de l'*Instauratio magna*. De même, Hahnemann secouant à son tour le joug des systèmes, si souvent contradictoires, que lui offrait la tradition, publia d'abord l'*Organon*, qu'on doit définir : une *logique médicale*[1].

Or, messieurs, la méthode doit satisfaire à deux conditions : il faut qu'elle indique le but à atteindre, et qu'elle dise ensuite comment on peut y parvenir. Hahnemann

[1] Voy. *Commentaires sur l'Organon*, p. 290.

a fait l'un et l'autre. Le but est marqué dès le premier
paragraphe de son livre, où il enseigne que : « La première, l'unique vocation du médecin est de rendre la
santé aux personnes malades ; c'est ce qu'on appelle
guérir, » et aussi dans cet autre passage où il ajoute :
que pour guérir trois choses sont nécessaires : 1° connaître la maladie ; 2° connaître les effets des médicaments ; 3° établir le rapport qui existe entre ce qu'il y a
de curatif dans ce dernier et de curable dans l'état pathologique[1]. D'où il suit que pour vous faire connaître dans
son ensemble la méthode hahnemannienne, il me faut
l'envisager sous le triple point de vue de la pathologie, de
la matière médicale et de la thérapeutique.

I

Toute la méthode, au point de vue de la pathologie, se
résume dans cette question : « *Par quelle voie le médecin
arrive-t-il à connaître ce qu'il a besoin de savoir relativement
à la maladie, pour pouvoir en entreprendre la cure ?*

Cette voie, Hahnemann l'a indiquée d'un mot : l'INDIVI-
DUALISATION, et le moyen qu'il recommande est de réunir
l'ensemble des symptômes présentés par le malade.

Certes, messieurs, rien n'est plus simple dans l'énoncé ;
j'ajoute rien n'est plus délicat dans la pratique ; de là les
précautions multiples dont l'homœopathie nous recommande de nous entourer. Elle nous conseille d'abord d'é-
couter le récit du malade, puis celui de ceux qui le soi-
gnent ; d'écouter ces détails avec patience et sans rien
précipiter ; ces notions devant être le point de départ de
celles qu'il faudra recueillir ensuite.

[1] § 71.

Chose curieuse, les adversaires de l'homœopathie enseignent que là se bornent nos investigations, et dernièrement M. Lassègue, ayant daigné parler des homœopathes dans son Cours de pathologie générale, assurait que nous n'examinions jamais un malade, que notre méthode consistait exclusivement à l'écouter.

Vraiment, quand il s'agit de critiquer un auteur, il faudrait au moins le faire en connaissance de cause et ne pas prêter à nos adversaires des erreurs qu'ils n'ont pas commises. M. Lassègue n'a donc rien prouvé dans sa digression homœopathique, si ce n'est que, connaissant mal notre méthode, il avait confondu son point de départ avec son point d'arrivée.

Ne l'imitons pas, messieurs, et après avoir recueilli les premières notions dont je parlais il y a un instant, suivons Hahnemann dans les conseils qu'il nous donne.

Ayant alors écouté le malade et ses assistants, nous observerons *avec tous nos sens*[1] ce qu'il peut y avoir de changé chez le patient : son habitus extérieur, ses dispositions physiques, même morales, etc. Jusque-là notre rôle sera pour ainsi dire passif ; mais il ne tardera pas à devenir actif.

Nous en sommes venus, en effet, au moment d'interroger, et nos questions auront pour but : 1° *de faire préciser davantage ce qui nous aura été incomplétement indiqué :* l'époque de l'apparition des divers groupes de symptômes, afin d'apprécier leur enchaînement, la nature de la sensation éprouvée, les conditions de soulagement ou d'aggravation des douleurs, leur rhythme continu, intermittent, irrégulier ;

2° Notre interrogatoire aura un autre objet : *celui de compléter ce qui aura été omis* par rapport à certaines fonctions pour lesquelles aucun trouble n'a été signalé,

[1] *Organon,* § 83.

par rapport à l'état général, enfin eu égard à l'état psychique.

3° Un troisième ordre de questions aura pour but de faire préciser encore quelques détails qui auront échappé: de fixer, par exemple, le nombre des évacuations, leur nature, l'appétence pour certains aliments, la répugnance pour d'autres.

Vous pouvez déjà prévoir combien de notions le médecin aura acquises par ces interrogations répétées.

Tout n'est pas fini cependant; car si nous possédons alors toutes les lésions de sensations et de fonctions, nous ne savons rien des altérations organiques. Aussi Hahnemann recommande-t-il de les chercher avec soin. Pour arriver à reconnaître l'état des organes, il veut que nous fassions usage de tous les moyens d'exploration que la science nous offre; de tous, depuis le stéthoscope jusqu'au spéculum, depuis le laryngoscope jusqu'à l'ophthalmoscope lui-même.

Ces explorations terminées, vous connaîtrez le présent de la maladie, il faudra rechercher le passé du malade et s'enquérir des antécédents, puis être fixé sur les traitements qui ont été suivis, afin de déterminer les symptômes qui pourraient appartenir aux médicaments employés. De là vient qu'Hahnemann attache une extrême importance à savoir ce qu'était le tableau de la maladie avant tout traitement, ce qu'il a pu être après la cessation des agents allopathiques et perturbateurs, afin de ne point faire fausse route en prenant un effet médicinal pour un caractère pathologique.

Ainsi donc, messieurs, lorsque vous serez au lit du malade, vous aurez à écouter d'abord, à interroger ensuite, à explorer en troisième lieu. Toutes ces notions réunies, vous n'aurez accompli qu'une partie de votre tâche. Ayant reconnu l'ensemble des caractères de la maladie, vous aurez à déterminer leur ordre de subordination, ordre sans lequel vous ne pourriez distinguer les symptômes caractéristiques de ceux qui le sont moins.

Alors vous devrez tenir compte de cette distinction, plusieurs fois rappelée, des symptômes généraux ou diathésiques, des symptômes formels et des symptômes individuels.

Vos préoccupations, au reste, devront varier suivant que vous aurez affaire à une maladie aiguë ou à une maladie chronique.

Dans le premier cas, les caractères de l'état fébrile seront dominants, la considération du siége de la maladie viendra ensuite, et il faudra déterminer non-seulement l'organe malade, mais encore le degré de l'altération dont il est le siége. La considération de la constitution, des maladies chroniques antérieures, en un mot de l'individu malade, arrivera en dernier lieu.

S'agit-il d'une épidémie ? il faudra l'individualiser par rapport à celles qui l'ont précédée. Toutes en effet ne réclament pas des médicaments identiques, la maladie cependant restant la même. Je vous en donnerai un exemple.

La pulsatille est le médicament essentiel de la rougeole; or, il arriva que dans une épidémie survenue à Dresde, il y a plusieurs années, ce médicament échoua. La maladie était grave, beaucoup mouraient. Le docteur Trincks fit alors ce que je vous conseille; il releva avec soin le tableau des symptômes, et le comparant à celui d'épidémies semblables, antérieurement observées, il reconnut des signes différentiels. Ceux-ci indiquaient l'emploi du carbonate de chaux (*calcarea carbonica*); ce médicament substitué à la pulsatille eut une influence heureuse et rapide chez tous les enfants auxquels on le donna.

Ce qui est vrai de la rougeole, l'est encore du choléra. Sans doute, le *camphre*, l'*arsenic*, le *veratrum* et le *cuivre* sont les agents auxquels vous devrez songer tout d'abord;

mais le camphre réussira seulement si le froid domine ; l'arsenic si les selles et les vomissements sont abondants et que la soif soit vive, le veratrum quand les diarrhées dominent les vomissements, et le cuivre si les vomissements dépassent la diarrhée. Ce qui revient à dire qu'il faut non-seulement saisir les traits distinctifs de l'épidémie régnante; mais encore individualiser chaque malade atteint par l'épidémie.

Les maladies psychiques exigent aussi une individualisation complète, car celle-ci doit reposer non-seulement sur l'ensemble des symptômes, mais encore sur la nature de l'impression morale. Vous songerez, par exemple, à la jusquiame si la jalousie a été le point de départ des souffrances qui vous seront accusées; à la fève de Saint-Ignace, (*ignatia*) dans le cas où le mal serait venu après un chagrin profond ; à l'aconit et à l'opium, quand il s'agit d'une frayeur.

Pour les lésions traumatiques, il faut tenir compte de la nature de l'agent contondant, de l'étendue de la blessure, de ses résultats locaux, c'est-à-dire de la lésion et de ses effets matériels les plus directs. Seulement, le traumatisme étant un état fixe, vous commencerez le traitement par l'arnica.

C'est surtout quand on est aux prises avec une maladie chronique, que l'interrogation doit être minutieuse et l'individualisation absolue. Car ici, ainsi que le fait remarquer Hahnemann, le malade est accoutumé à ses souffrances, et beaucoup sont négligées dans son récit. Il signale sans doute les symptômes les plus incommodes, mais ceux-ci ne sont pas toujours les plus caractéristiques

Il faudra dans ce cas conduire vos recherches de manière à reconnaître tout d'abord la diathèse. Deux ordres de caractères y conduiront : les uns pris dans l'état actuel, les autres empruntés aux antécédents.

Pour l'état actuel, deux circonstances peuvent se présenter : ou les formes morbides accusées par le malade sont nettement tranchées, ou elles sont douteuses. Dans le premier cas, il faut réunir toutes celles qui existent, afin de juger le mal dans son étendue ; dans le second, il est nécessaire de posséder l'ensemble des symptômes, afin de lever les doutes.

Pour les antécédents, il faut déterminer s'il a existé quelque forme contagieuse, expression primitive de l'action du virus, déterminer si cette première explosion a été suivie de quelque forme secondaire caractéristique. La connaissance de l'état du malade avant la contagion, aura aussi une extrême valeur, en ce sens qu'elle rendra compte de l'existence de ces formes hybrides, qu'on appelle des maladies larvées.

S'il arrive qu'aucune forme primitive ne puisse être reconnue, il faudra scruter la santé des ascendants, la transmission héréditaire devenant alors l'origine des symptômes actuels.

En suivant cette marche, vous arriverez non-seulement à reconnaître l'état diathésique, mais encore l'étendue et le degré des localisations. Il ne s'agira plus que d'apprécier les caractères individuels. Vous les puiserez dans la considération du sexe, du tempérament, surtout de l'état moral, sur lequel vous devrez vous appesantir, vous méfiant de la négligence des uns et des inquiétudes exagérées des autres ; négligence et inquiétudes qui sont par elles-mêmes de véritables symptômes.

Enfin, messieurs, ces renseignements obtenus, il faudra déterminer encore les causes occasionnelles dont l'effet devra être précisé. Vous y parviendrez en appréciant les habitudes de vos malades, en vous faisant décrire leur genre de vie : leurs occupations, les excès antérieurs vous éclaireront souvent, en vous faisant comprendre pourquoi une diathèse, un moment comprimée, aura repris une vigueur nouvelle et franchi quelques-unes de ces périodes.

Enfin, messieurs, en comparant les observations ainsi recueillies, vous arriverez à décrire la diathèse, à constituer l'espèce morbide ; vous en tracerez alors la description, vous rappelant que cette description est une parenthèse toujours ouverte, un tableau sur lequel on ajoute et on efface chaque jour.

II

La connaissance de la maladie, je dis plus, du malade, étant acquise, vous avez une seconde condition à remplir ; il faut rechercher les propriétés départies par la Providence à chacun des agents de guérison.

C'est ici surtout, messieurs, que l'homœopathie a innové ; car, seule, elle a fixé le but et donné le moyen d'y atteindre. Pour elle, un médicament a puissance de guérir parce qu'il a puissance de rendre malade. Le véritable but que le médecin doit se proposer en pharmacodynamie est donc nécessairement d'arriver à saisir cette puissance pathogénique et à la suivre dans son entier développement ; le moyen, c'est d'expérimenter chaque substance sur l'homme sain, procédé qu'Hahnemann, par un reflet évident des doctrines de Kant, appelle *l'expérimentation pure*.

Pour procéder d'une manière heureuse à ce nouvel ordre de recherches, quatre conditions doivent être remplies ; il faut choisir son sujet, savoir administrer la substance mise à l'étude, tracer le régime convenable pendant l'expérimentation, enfin recueillir les effets obtenus et en dresser un exact tableau.

A. Choisir le sujet est une œuvre délicate ; car bien peu peuvent se vanter d'avoir une santé assez complète pour remplir la condition première posée par Hahnemann : celle d'être à l'état sain.

I faut donc au moins chercher cette santé relative que beaucoup d'hommes possèdent, et, pour ne pas être dupe, s'enquérir avec soin des maladies qui ont pu exister autrefois ; en un mot, scruter avec patience les antécédents.

On tiendra compte ensuite du tempérament, de la constitution, des habitudes, des dispositions morales et des aptitudes intellectuelles.

Faut-il ajouter que les médicaments doivent être expérimentés sur des hommes et sur des femmes? Je ne le pense pas.

B. Mode d'administration. — La première condition à remplir est de se servir de substances exemptes de toute falsification. Pour les minéraux, on doit les avoir chimiquement purs. Ce qui importe, c'est de bien employer pour l'expérimentation physiologique la substance même qui est destinée à servir à l'usage thérapeutique, précaution essentielle pour les plantes surtout, une variété ne pouvant en aucun cas remplacer la variété la plus voisine.

La seconde condition sur l'exécution de laquelle il faut veiller, est le choix de la dose. En termes généraux, celle-ci doit varier en raison de l'activité propre à chaque substance, en raison aussi de la susceptibilité du sujet. — Les médicaments héroïques seront administrés à faible dose, et on donnera des quantités d'autant plus fortes que l'agent étudié possédera une plus faible virtualité.

Un précepte essentiel pourra toujours ici guider l'expérimentateur; il ne faudra jamais oublier que, s'il lui est permis de chercher à développer des maladies médicinales artificielles, celles-ci ont une limite ; qu'on ne peut en aucun cas mettre en danger la vie de celui qui se prête à une semblable étude.

Cette raison, au reste, n'est pas la seule qui nous oblige à employer de faibles doses ; lorsqu'on veut, en effet, arriver à reconnaître l'étendue d'action d'un médicament, il faut éviter de produire ses effets perturbateurs, ceux-ci masquant les autres symptômes et les empêchant de se développer.

C'est ici surtout qu'il est important de ne pas oublier qu'un grand nombre de médicaments sont des poisons, qu'ils possèdent par conséquent une action, une puissance désorganisatrice sur les tissus avec lesquels on les met en contact, puissance désorganisatrice à laquelle est due le plus souvent la mort qu'ils peuvent produire. Or, cette action locale doit être évitée ; car, pour nous, il ne s'agit pas d'empoisonner nos malades, mais de les guérir.

Ce que nous voulons, c'est de pouvoir suivre la maladie médicinale dans tout son développement, afin de la comparer à la maladie naturelle. Or, de même que celle-ci ne nous est pas connue dans son entier, alors que nous n'avons apprécié que ses symptômes les plus violents et ses altérations les plus profondes, de même la maladie médicinale ne peut se révéler suffisamment par ces orages terribles qu'enregistre la toxicologie.

On serait donc mal venu à donner l'*acide sulfurique* en nature pour en avoir la pathogénésie ; car si on reconnaissait par ce moyen qu'il corrode les tissus et les carbonise, on n'apprendrait rien sur la puissance véritablement pathogénique de cet agent.

La raison qui doit dominer le choix de la dose est celle-ci : pour qu'il y ait maladie médicinale, il faut qu'il existe un désaccord dynamique; pour être comparable à la maladie naturelle, il faut que ce désaccord dynamique soit produit le premier. En un mot, nous devons administrer le médicament mis en expérience de manière qu'il agisse comme les causes morbifiques elles-mêmes, c'est-à-dire qu'il produise tout d'abord un état général qui pourra se localiser ensuite. Il faut pour cela qu'il soit facilement absorbé.

Autre considération : plus la dose du médicament est modérée, plus les effets primitifs sont saillants ; quand cette dose est trop forte, ces effets sont confus. Enfin, l'action chimique, toxique et perturbatrice, empêche le développement de la puissance dynamique ; les symptômes produits sont alors d'autant moins nombreux qu'ils se trouvent être plus violents.

La forme sous laquelle le médicament doit être employé a encore une extrême valeur. Pour les *plantes indigènes*, recommande Hahnemann, il faut exprimer le jus de la plante fraiche, le mêler à de l'alcool, filtrer et donner cette teinture par gouttes.

Les *plantes exotiques* doivent être traitées autrement. Comme elles sont toujours desséchées quand elles nous arrivent, on les pulvérise, et on traite cette poudre par l'alcool pour obtenir une teinture dont il faut donner quelques gouttes à la fois ; les doses ordinairement employées sont de 10 à 20 gouttes chaque jour.

Si *la plante est sèche et peu active*, Hahnemann veut qu'on la hache pour faire ensuite une infusion. Celle-ci doit être bue de suite, afin d'éviter la fermentation.

Les gommes et les sels sont dissous dans l'eau ou l'alcool ; les substances animales sont également traitées par l'un de ces deux véhicules.

Vous voyez par ces détails, messieurs, ce que vaut cette imputation, lancée contre Hahnemann, d'avoir toujours fait ses expériences pharmaco-dynamiques avec la 30ᵉ dilution et avec des globules. Il recommande, il est vrai, de recourir parfois à ces derniers pour les sujets très-impressionnables ; mais le plus souvent il donne des substances à doses très-pondérables et sous les formes que je viens de rappeler.

La Société d'expérimentation pure, établie à Vienne, n'a pas agi autrement. C'est avec la teinture mère qu'elle a débuté dans ses études, plus tard seulement, après avoir recueilli les effets produits par ces doses, elle a étudié les basses dilutions et donné parfois des globules.

Aux règles précédentes, il faut ajouter encore quelques préceptes ; ils se réduisent aux suivants :

1° Débuter toujours par une dose faible ; si l'on emploie une dilution, administrer les globules en nombre croissant.

2° Tâcher d'apprécier assez exactement l'impressionnabilité du sujet pour donner du premier coup une dose suffisante.

3° S'arrêter aussitôt que des symptômes évidents se sont montrés, afin de permettre à la maladie médicinale de se développer en marquant l'ordre de succession de ses caractères.

4° Varier les conditions au milieu desquelles vit le sujet, de manière à reconnaître celles qui aggravent les souffrances et celles qui les soulagent.

C. Le régime auquel doit se soumettre le sujet qui accepte l'expérience est des plus simples ; il consiste à user des aliments les plus naturels, éviter les épices, les liqueurs, le café, toutes les substances, en un mot, qui ne sont pas seulement des aliments, mais encore des excitants ou des substances médicinales.

On doit aussi éviter les travaux fatigants du corps ou de l'esprit ; les veilles, le travail exagéré, surtout le plaisir, quand il va jusqu'à la débauche, et ne se livrer à aucune passion désordonnée.

Il est très-important encore que le sujet ne soit pas, par sa profession ou ses habitudes, exposé à des influences nuisibles ou délétères.

Une dernière condition doit être remplie : il faut, en effet, que le sujet, pendant son expérience, soit entouré d'assez de calme pour être attentif, s'observer avec rigueur, et qu'il puisse exprimer ses douleurs en termes précis.

D. Relever les résultats fournis par l'expérience. —

Cette dernière partie de la tâche de l'observateur n'est pas la plus simple; car il faut ici déployer une attention scrupuleuse. D'après la recommandation de Hahnemann, le sujet doit écrire tous les symptômes qu'il éprouve, dans l'ordre même où ils se manifestent, insister sur la nature des sensations éprouvées, sur les conditions capables de les aggraver ou de les diminuer, fixer la durée de chaque symptôme, indiquer au bout de combien de temps, après l'administration du médicament, ils se sont produits.

Le médecin doit interroger ensuite, pour faire préciser ce qui serait trop vague; mais il lui faut user d'une extrême circonspection, afin de ne pas susciter des réponses qui manqueraient d'exactitude. Cette partie de l'expérience étant difficile, notre maître exprime le vœu que le médecin soit toujours au nombre des expérimentateurs, ce moyen étant le seul capable de lui permettre de juger les renseignements qui lui seront donnés, et de les apprécier en les comparant à ceux mêmes qu'il aura éprouvés lui-même.

Telles sont, messieurs, les règles posées par Hahnemann à l'expérimentation pure; voici maintenant les résultats auxquels on est parvenu en les observant.

Les procès-verbaux recueillis par ce moyen ont présenté des symptômes précis dans leur expression, jouissant par conséquent d'une certitude absolue, d'autant mieux qu'ils appartenaient au médicament d'une manière tellement exacte que celui-ci ne manquait jamais de les produire.

A côté d'eux se rencontraient d'autres effets moins nettement accusés et plus rarement obtenus; ceux-ci, Hahnemann les mettait entre parenthèse.

Puis viennent les effets secondaires, résultats de la réaction de la force vitale contre l'action pathogénique, réaction exprimée par des symptômes d'un caractère op-

posé aux premiers, et apparaissant chronologiquement
après eux ; la constipation, par exemple, après la diarrhée ; l'insomnie succédant à la somnolence.

L'expérience a prouvé que ces symptômes de réaction
étaient d'autant moins nombreux, que la dose employée
avait été plus faible.

Il y a enfin les effets alternants et les symptômes individuels; ceux-ci plus en rapport avec la constitution du
sujet et appartenant d'une manière moins précise au médicament.

Si vous parcourez les pathogénésies ainsi décrites,
vous serez frappés d'un premier fait : la prédominance
des lésions de sensations et de fonctions sur les
altérations organiques. Ce résultat n'a rien qui doive vous
surprendre. Du moment où l'on administre les médicaments de manière à obtenir leurs effets dynamiques, les
symptômes généraux doivent l'emporter sur tous les autres, et cela surtout lorsqu'on évite de pousser l'expérience
jusqu'au développement de localisations organiques dangereuses. Cela ne veut pas dire, toutefois, que vous ne
rencontrerez jamais de lésions matérielles parmi les symptômes pathogénétiques; celles-ci sont, au contraire, nombreuses ; mais elles sont en général superficielles, représentent le début des lésions de texture, mais non leur
entier développement.

Il y a donc ici une lacune; nous avons plusieurs moyens
de la combler.

D'abord, l'expérimentation sur les animaux. Non plus
cette expérimentation violente, passez-moi le mot, brutale
des toxicologistes, mais une expérimentation analogue à
celle que je vous décrivais tout à l'heure pour l'homme,
poussée seulement jusqu'à ses dernières limites, même
jusqu'à la mort.

En second lieu, les révélations de la toxicologie, révélations empruntées à l'histoire des empoisonnements.

Enfin, l'observation clinique. Vous accorderez facilement, en effet, qu'un médicament ayant toujours la puissance de faire naître un plus grand nombre de symptômes que la maladie n'en possède, on doive voir souvent survenir, dans le cours d'un traitement, des souffrances qui appartiennent à l'agent employé. Pourvu que ces souffrances se représentent successivement chez des sujets divers, elles peuvent être considérées comme faisant partie des effets pathogénétiques.

Il y a plus, du moment où vous acceptez la loi des semblables comme base de la thérapeutique, vous êtes en droit de conclure, dans une certaine mesure, de la puissance curative d'un médicament à son pouvoir pathogénique ; c'est ce qu'on a fait souvent. Dès lors, du moment où l'on voyait le *soufre* modifier l'hépatisation du poumon, on en a conclu qu'il aurait puissance de la faire naître ; de là les lésions organiques importantes que vous trouvez mentionnées dans nos manuels.

L'étude du médicament sur l'homme malade a donc pour nous aussi une importance réelle, mais subordonnée ; l'expérimentation sur l'homme sain devant toujours occuper la première place.

Il en est de même aussi, messieurs, des expériences sur les animaux et des données de la toxicologie ; ces enseignements ont une grande valeur sans doute, mais cette valeur est seulement complémentaire, relative, elle n'a rien d'absolu. L'animal, en effet, ne peut être assimilé à l'homme, et celui qui est empoisonné ne se trouve pas dans un état identique à celui qui se soumet à l'expérimentation pure.

Ne l'oubliez donc pas : le point de départ de toute étude sérieuse du médicament, c'est son expérimentation sur l'homme. Les résultats de celle-ci vous étant connus, vous pourrez lui comparer les notions que vous aurez obtenues par les procédés que je vous ai indiqués ; mais il faudra toujours dans vos tableaux distinguer avec soin les sources auxquelles ces renseignements auront été puisés, car tous n'auront pas la même valeur pour le choix du médicament.

II

LE CHOIX DU MÉDICAMENT. — Tel est, messieurs, le but essentiel de la thérapeutique hahnemannienne, le dernier terme de nos études. Pour l'atteindre, il faut déterminer l'agent dont les effets pathogénétiques se rapprochent d'une manière exacte des symptômes accusés par le malade.

Ce choix, dit-on, est difficile ; je l'accorde, et je vous en dirai bientôt les raisons ; mais j'affirme que si le tableau des souffrances causées par la maladie a été tracé en observant les précautions que j'ai décrites, que si la matière médicale pure est suffisamment connue du praticien, ce choix sera relativement facile et rapide.

Que faudra-t-il faire, en effet? Comparer l'ensemble des symptômes présentés par le malade et celui des effets pathogénétiques, pour reconnaître la similitude qui doit exister entre eux. Du moment où ces deux tableaux auront été tracés comme je l'ai dit, leur comparaison sera facile, cela ne peut faire aucun doute.

Or, messieurs, c'est précisément pour s'être placé en pathologie et en pharmacodynamie à des points de vue différents, que l'homœopathicité d'un médicament a paru difficile à déterminer. Et cela devait être : la pathologie, telle qu'on l'enseigne de nos jours, étant essentiellement organicienne, tandis que la matière médicale pure est, par-dessus tout, dynamique.

De là cette nécessité proclamée par Hahnemann et enseignée par ses élèves, de ne pas s'en tenir aux errements de l'école, et de se montrer aussi hardi pour atteindre l'édifice pathologique que pour transformer la pharmacodynamie

Cela ne veut pas dire que nous considérions comme des erreurs et que nous rejetions absolument les notions, remarquables à tant de titres, que nos prédécesseurs et nos contemporains ont réunies; non, nous soutenons seulement qu'elles sont incomplètes, en ce sens qu'en nous éclairant sur les lésions organiques, analysées jusque dans leurs replis les plus intimes, suivies jusqu'à la cellule organique, elles laissent dans une ombre trop épaisse les symptômes généraux, seuls capables de nous faire reconnaître la diathèse, et les symptômes individuels qui nous permettent d'apprécier le malade et de choisir le médicament. D'où pour nous l'utilité d'un double diagnostic : celui que l'on peut appeler pathologique, et celui auquel mon père donnait l'épithète de thérapeutique; le premier formulé du point de vue du naturaliste, le second ayant pour objet d'éclairer le praticien[1].

Ce dernier diagnostic repose tout entier sur l'individualisation; voilà la condition première à remplir; vous savez par quelle voie vous pouvez y atteindre.

La seconde condition est de connaître la *matière médicale*, de l'étudier chaque jour, car l'esprit oublie facilement les détails qu'elle renferme. Cette étude, je dois la supposer accomplie, permettez-moi seulement de vous la signaler comme une condition essentielle de succès. Si vous vous borniez à consulter nos pathogénésies pour un malade déterminé; si surtout vous vouliez vous contenter de les lire dans ces résumés qu'on nomme des manuels, avec lesquels on se souvient, mais on n'apprend pas, vous rencontreriez bien des difficultés, il vous faudrait triompher de nombreuses hésitations. Seulement ce ne serait pas la méthode qui se trouverait défectueuse, son application seule aurait été faussée faute de notions suffisantes.

Les deux difficultés dont je viens de parler étant levées :

[1] *Commentaires sur l'Organon*, p. 506.

le tableau de la maladie étant convenablement tracé, la matière médicale étant suffisamment connue, vous rencontrerez encore plus d'un embarras, je dois vous les signaler et vous donner le moyen d'en sortir.

Ou bien le malade vous aura indiqué une multitude de symptômes, ou bien il ne vous en présentera qu'un très-petit nombre. Dans le premier cas, tout semble confus comme le récit qu'il vous a fallu entendre ; les réponses faites à vos questions ont péché par un vague dont vous n'avez pu triompher. Le malade se sera plaint d'une multitude de douleurs dont il ne sait point indiquer le caractère, et parmi lesquelles la plus aiguë lui semble naturellement être la plus grave.

Le seul moyen de sortir d'embarras est d'écrire tous ces détails et de les étudier en cherchant à établir la classification dont nous avons parlé plusieurs fois, c'est-à-dire en séparant les symptômes généraux ou diathésiques, des symptômes formels et des symptômes individuels. Vous chercherez ensuite parmi les médicaments ceux qui peuvent engendrer les premiers, puis ceux qui produisent les seconds, ce qui vous conduira à une élimination importante ; enfin, la considération des signes individuels, au nombre desquels vous devez placer les symptômes étranges, baroques, ainsi que les appelait Hahnemann, servira parfois à fixer vos hésitations entre trois ou quatre substances différentes.

Si le nombre des symptômes indiqués par le malade est trop restreint, vous aurez à faire deux hypothèses : ou ce manque de renseignements tient à un oubli de la part du malade, ou il dépend de ce que la maladie, touchant à sa guérison, ne s'exprime plus que par un petit nombre de désordres.

Dans la première hypothèse, c'est au médecin de varier ses questions de manière à obtenir les renseignements qui lui manquent, principalement s'il s'agit d'une maladie chronique pour laquelle il peut supposer que l'habitude de la douleur a engendré l'oubli.

Mais s'il avait affaire à une maladie aiguë, cet oubli lui-même deviendrait un symptôme indicateur de l'état cérébral, l'*opium* se trouverait par cela seul indiqué.

S'il arrive que la maladie n'ait plus qu'un petit nombre de symptômes, il y a plus d'embarras pour choisir le médicament. C'est le fait, par exemple, de la blennorrhagie arrivée à cet état indolent qu'on appelle si improprement la goutte militaire, car elle se rencontre tout aussi bien dans les salons que dans les camps.

Le malade alors n'accuse plus, en effet, les lésions de sensation et de fonction si terribles dans la première période ; il urine sans douleur, à peine accuse-t-il une légère sensation de chaleur sur quelque point du canal de l'urèthre ; l'écoulement lui-même est presque nul ; une goutte blanchâtre paraît le matin ; pendant le reste du jour quelques filaments muqueux et transparents sont seuls appréciables. L'état général est excellent et le malade se livre sans restriction à ses affaires et à ses plaisirs.

Si vous voulez chercher alors le médicament convenable, vous hésiterez entre un grand nombre ; le *sulfur*, le *natrum muriaticum*, la *staphisagria*, la *calcarea*, le *mezereum*, etc.

Dans ce cas, messieurs, il faut savoir pourquoi ce suintement persiste ; plusieurs causes pouvant être invoquées, il faut choisir entre toutes.

La persistance tiendra souvent à ce que le traitement employé n'ayant point été spécifique, la maladie, modifiée seulement dans son symptôme local, persistera dans son état dynamique, ce qui arrive aux malades traités dès le début par les injections. Vous ferez bien alors de ne point tenir compte des changements opérés, et de donner le médicament qui eût été convenable à l'origine. En agissant ainsi, il vous arrivera souvent de voir les premiers symptômes reparaître, parce qu'ils avaient été seulement masqués, et il vous sera facile de choisir le médicament convenable.

Ceci arrive fréquemment encore pour les maladies chroniques non vénériennes ; aussi Hahnemann recommandait-il de débuter par le médicament répondant plus à la diathèse qu'à sa forme , c'est-à-dire le *soufre*. L'effet de cet agent étant de mettre la maladie dans un état d'expansion complet, il devient facile de recueillir ensuite un nouveau tableau de symptômes d'après lequel le médicament approprié sera choisi.

Mais revenons à notre premier exemple. Il arrive souvent que le suintement uréthral est entretenu par un rétrécissement. On doit dans ce cas recourir à la chirurgie pour l'effacer.

Ou bien encore, la persistance de la sécrétion dépend de quelque autre diathèse chronique , qui est venue se localiser sur la membrane muqueuse de l'urèthre par l'influence de l'état aigu. Vous le saurez en cherchant si votre malade n'a point présenté antérieurement des signes d'herpétisme, d'arthritis ou de scrofule, même de syphilis constitutionnelle. S'il en a été atteint, vous chercherez le médicament en raison des formes qui auront existé, la même substance ne pouvant convenir à un sujet affecté d'eczéma ou à celui qui aurait eu un psoriasis.

Enfin, messieurs, vous pourriez rencontrer encore une autre difficulté ; c'est-à-dire être aux prises avec une maladie qui serait arrivée à une période avancée de désorganisation sans présenter de troubles marqués du côté de la sensibilité, sans paraître atteindre les autres fonctions.

C'est le fait de certaines femmes qui se présenteront à vous avec des tumeurs squirrheuses du sein et dont la santé semble être parfaite sous les autres rapports; le fait encore de ces malades porteurs de polypes, et qui n'accusent rien autre chose que ces végétations.

La matière médicale pure ne vous peut présenter aucune de ces lésions, et la clinique, en vous apprenant qu'elles ont été parfois modifiées par certains médicaments, ne peut vous mettre à même de choisir entre ces derniers.

Dans ce cas, soyez bien convaincus que si le malade prétend ne souffrir d'aucun autre point, c'est qu'il est absorbé par la lésion qui s'est produite, et qui cause ses terreurs. Interrogez-le donc avec soin, demandez-lui ce qu'est son sommeil, tâchez de bien apprécier son état moral, cherchez s'il ne se présenterait pas, le soir, quelques symptômes fébriles; analysez les produits excréteurs. S'il s'agit d'une femme, cherchez si les règles n'ont point été modifiées.

En opérant ainsi, vous ne tarderez pas, croyez-le bien, à relever un nombre de symptômes suffisant pour fixer le choix du médicament approprié.

J'ai supposé jusqu'ici que la difficulté venait de l'insuffisance des notions relatives à la maladie, mais elle dépend souvent aussi des imperfections de la matière médicale.

Il peut se faire, en effet, que le médicament capable de triompher du mal soit encore peu connu dans ses effets pathogénétiques. Vous ne pourrez alors satisfaire entièrement à la loi de similitude, c'est-à-dire faire une exacte comparaison entre les caractères de la maladie et les effets pathogénétiques du médicament. Dans ce cas, le choix de ce dernier ne sera justifié qu'à une condition, c'est qu'il y aura, parmi les symptômes artificiels, les signes saillants de la maladie, surtout un de ces caractères baroques, si souvent décisifs, pour fixer nos incertitudes. Autrement, si l'on ne rencontre que les symptômes va-

gues, le choix sera douteux, et l'efficacité du médicament
ne pourra être certaine.

On devra le donner néanmoins, s'il n'en est pas de
mieux indiqué, mais seulement pendant peu de temps.
Aussitôt que des symptômes nouveaux auront surgi, on les
prendra pour guide et on cherchera une nouvelle substance.

Enfin, messieurs, il arrivera, même avec les médicaments les mieux étudiés, que les lésions organiques seront mal représentées dans les pathogénésies. Dans ce cas,
vous prendrez surtout pour point de départ les symptômes
généraux, les lésions de fonctions et de sensibilité ;
si vous voulez tenir compte des altérations de texture,
vous devrez vous rappeler qu'elles ne peuvent être produites sur l'homme sain qu'à l'état rudimentaire. C'est
donc avec la lésion prise à son origine, que vous arriverez à établir une similitude suffisante pour justifier
l'emploi du médicament.

Telle est, messieurs, la méthode hahnemannienne.
Elle est minutieuse, j'en conviens; mais son application
est possible. Veuillez remarquer aussi par quelle heureuse application elle utilise ces deux procédés de toute
bonne méthode : l'analyse et la synthèse ; l'analyse con-
duisant à l'établissement du tableau exact de la maladie;
la synthèse permettant de reconnaître l'ordre de subordination des symptômes et fixant ainsi leur valeur relative.

J'ajoute que cette méthode est nouvelle et complète;
nouvelle en ce sens qu'elle ne tient pas compte seulement
des symptômes appelés pathognomoniques, mais bien de
toutes les manifestations morbides ; nouvelle, parce
qu'elle ne permet pas au médecin de se laisser absorber
par un groupe de symptômes, et qu'elle le tient ainsi
éloigné de deux écueils : l'anatomie pathologique, et la
considération exclusive des lésions de sensibilité et de
motilité.

Elle est nouvelle aussi parce qu'elle est tout expéri-mentale, ne laissant aucune place à la recherche de la nature des causes et celle des symptômes, et faisant ainsi de la médecine l'art de guérir, et non plus seulement l'art de discuter.

Enfin, cette méthode est complète, car elle nous per-met d'embrasser la maladie dans son présent et dans son passé, dans ses causes efficientes et dans ses causes secondaires, ce qui nous met à même de pouvoir la trai-ter avec fruit.

Je n'ajouterai plus qu'un conseil :

Dans une de ces charmantes biographies que Pariset[1] consacrait à honorer la mémoire de ses collègues de l'Aca-démie, il raconte comment Pinel, désireux de modérer les velléités réformatrices d'un jeune médecin, l'obligea à lire chaque matin quelques pages d'Hippocrate, de Mon-taigne et de Plutarque. Ce médecin, si fougueux alors, re-vint à des idées plus saines, devint prudent, honoré et heureux ; il se nommait Chaptal.

Si vous vouliez, messieurs, apporter à votre tour à la pratique de l'homœopathie tout le soin capable de vous mettre à même de tirer de la découverte de Hahnemann la puissance qu'elle renferme, je vous dirais aussi : Lisez Hippocrate, pour ne point tomber dans la pathologie orga-nicienne, étudiez Sydenham et ses admirables descrip-tions ; mais aussi lisez chaque jour quelques pages de l'*Organon* et de la *Matière médicale pure*. La lecture de l'*Organon* vous rendra plus familiers avec la méthode, celle des pathogénésies vous fera mieux apprécier les moyens. Confuses à la première lecture, rebutantes même, celles-ci vous paraîtront peu à peu lucides et remarquables à bien des titres ; la pratique satisfera votre esprit et le succès couronnera vos efforts.

[1] Voy. l'*Histoire des membres de l'Académie de médecine*, t. I, p. 213.

Si tous ceux qui se sont montrés les censeurs sévères du fondateur de l'homœopathie avaient suivi cette voie, ils auraient été plus heureux au lit du malade : comprenant mieux la pensée du maître, ils l'auraient moins critiquée.

CINQUIÈME CONFÉRENCE

MODE D'ADMINISTRATION DES MÉDICAMENTS

DOSES INFINITÉSIMALES

Messieurs,

Après nous être occupés des principes et de la méthode dont l'ensemble constitue l'homœopathie, il faut en venir aux moyens. La manière de choisir les médicaments vous étant connue, il me reste à vous dire comment il convient de les administrer.

Ces médicaments, vous le savez, n'ont rien de spécial que leur préparation; ils se composent des agents que les trois règnes de la nature mettent à la disposition du médecin. Vous les reconnaîtrez toutefois à une double faculté : celle de rendre malade l'homme bien portant, de guérir, au contraire, celui que la maladie accable, d'où cette définition donnée par Hahnemann : *Quæ vero hominis statum in ægrotum, ideoque ægrotum in sanum, vel parva quantitate ingesta, mutare valent, medicamenta appellantur* [1].

[1] *De Viribus medicamentorum positivis*, introd.

L'administration d'une pareille substance, lorsqu'on veut obtenir toute sa vertu curative, est soumise à trois conditions : 1° il faut la donner seule ; 2° il est nécessaire de lui faire subir une préparation particulière ; 3° il est utile de la donner à doses aussi faibles que possible ; Hahnmann ajoute : à doses infinitésimales.

De ces trois conditions la première est facile à justifier. Du moment, en effet, où vous accordez qu'un médicament curatif doit répondre à l'ensemble des symptômes accusés par le malade, il est évident que cet agent embrasse toute l'étendue de la maladie, qu'il ne laisse aucune souffrance en dehors de sa sphère d'action, de sorte que l'adjonction d'une autre substance est inutile.

En outre, l'emploi de chaque médicament, pris isolément, est nécessaire pour obtenir le libre développement de sa puissance, libre développement auquel l'usage simultané d'une autre substance ne pourrait que s'opposer. Les deux autres conditions, je veux dire le mode de préparation et la dose, sont corrélatives, et leur examen nous conduit à la discussion de ce grand problème de l'action des doses infinitésimales, sujet de tant de critiques et, il faut bien ajouter, de pénibles défections.

Cette action, vous le savez, a été niée de la manière la plus formelle par nos adversaires. L'un d'eux, le professeur Bouillaud, a même été jusqu'à soutenir qu'elle était impossible, par conséquent, qu'elle n'était pas vraie. Boileau avait dit déjà :

> Le vrai pour être cru doit être vraisemblable.

La puissance des infiniment petits ne paraissant pas vraisemblable à M. Bouillaud, il en a conclu qu'elle n'était pas vraie ; mais ce mode de raisonnement, qui est peut-être compatible avec les règles de la prosodie, ne saurait l'être avec les principes de la logique.

Quoi qu'il en soit, cette conclusion erronée dicte la

marche qu'il me faut suivre dans cette discussion. Je devrai, en effet, vous prouver d'abord que l'action des petites doses est vraisemblable pour vous démontrer ensuite qu'elle est vraie ; établir qu'elle est possible avant de vous convaincre qu'elle est réelle. Vraisemblance et possibilité de l'action de ces doses, tel sera le sujet de la conférence d'aujourd'hui ; la vérité, la réalité de cette action , vous sera démontrée dans notre prochaine réunion.

I

Veuillez le remarquer d'abord, ce ne sont pas toutes les actions thérapeutiques que nous voulons obtenir avec les petites doses ; mais seulement les actions homœopathiques. Ce n'est pas tous les médicaments que nous vous proposons d'administrer de cette manière, mais ceux seulement qui répondent à la loi de similitude. en un mot les médicaments spécifiques.

Il ne s'agit point pour nous d'obtenir de cette manière des actions perturbatrices, mais bien l'effet dynamique ; nous ne voulons pas l'effet indirect et local, mais l'effet direct produit dans le sens de la maladie et non pas dans une direction opposée. Nous n'avons pas non plus l'intention d'agir sur des organes sains de manière à les altérer au profit des organes malades ; nous demandons, au contraire, que l'action thérapeutique se développe sur ces derniers, par conséquent, sur des parties dont l'impressionabilité est exagérée par la souffrance.

Notre prétention n'est donc pas de purger un malade avec le *calomelas* à la 30e dilution ou de le faire vomir avec l'*ipécacuanha* à la 24e ; mais elle consiste à éviter ces perturbations pour obtenir des effets dynamiques et spécifiques.

Vous pouvez déjà conclure de ces détails, qu'*a priori*, il

nous faudra, pour ne pas dépasser le but, recourir, toutes choses égales d'ailleurs, à des quantités beaucoup plus faibles que ne le fait l'allopathie. Nous le devrons d'autant mieux que le mode de préparation aura développé davantage les vertus spécifiques des médicaments.

Ce mode de préparation est des plus simples, quelques mots suffiront pour vous le faire connaître.

Il varie, au point de départ, suivant que la substance est, ou non, soluble dans l'eau et l'alcool.

Quand elle est insoluble, on commence par la triturer. A cet effet, on mêle dans un mortier 1 grain de la substance active avec 99 grains de sucre de lait, on broie pendant vingt minutes, puis, avec une spatule en corne, on racle les parois du mortier afin de ramasser la masse à son centre. On broie de nouveau pendant vingt minutes, on racle une seconde fois, et on recommence à broyer pendant vingt minutes encore. Le mélange est donc ainsi trituré pendant une heure ; il représente la 1re trituration.

On obtient la seconde en mêlant 1 grain de la première avec 99 grains de sucre de lait, en broyant comme je viens de le dire pendant une autre heure. La troisième puissance se prépare avec 1 grain de la seconde et la même proportion de véhicule, traités comme il vient d'être dit.

Il résulte de là que si vous considérez seulement la partie pondérable de la substance active, elle sera, pour la 1re trituration, par rapport au véhicule inerte, dans la proportion de 1 à 100 ; pour la 2e trituration dans la proportion de 1 à 10,000, et dans la proportion de 1 à 1,000,000 pour la 3e.

En Allemagne, on a suivi d'autres errements ; la proportion de 1 à 10 a prévalu ; c'est-à-dire que la 1re trituration s'obtient avec 1 grain de médicament contre 9 grains de sucre de lait ; la seconde avec 1 grain de la première et aussi 9 grains de véhicule. C'est ce qu'on nomme les préparations au dixième.

Enfin, un de nos pharmaciens, M. Georges Weber, a proposé d'exécuter la trituration avec une machine au lieu de la faire à main d'homme [1], et il a construit un dynamisateur, dans lequel le pilon est maintenu en contact avec le mortier par un ressort puissant. Un appareil d'engrenage met, au moyen d'une manivelle, le pilon en mouvement; de cette manière la rotation est rapide, la pression continue, la trituration énergique.

Lorsque le médicament est soluble dans l'eau ou l'alcool, on procède par voie de dilution. On dissout la substance active dans la proportion de véhicule que j'indiquais tout à l'heure, c'est-à-dire 1 goutte pour 99 gouttes, ou 1 goutte pour 9 gouttes d'eau ou d'alcool, suivant que l'on veut obtenir une dilution au centième ou au dixième.

La dissolution opérée, tout n'est pas fini ; on imprime au flacon de violentes secousses, dont le nombre ne doit pas être au-dessous de cent. On possède alors la 1re dilution. Avec elle on prépare la 2e, avec la 2e la 3e, ainsi des autres.

Pour les plantes, on commence par faire une teinture. Pour cela on hache le végétal, on le fait digérer dans l'alcool, et au bout d'un certain nombre de jours, on filtre. Cette teinture représente la partie active des dilutions ultérieures. On prépare donc celles-ci en mêlant avec l'alcool, dans les proportions que j'ai indiquées, la teinture elle-même, et en imprimant au mélange les succussions nécessaires, condition importante qu'il ne faut pas oublier.

Vous comprenez, messieurs, que je vous indique ici seulement les règles générales de la préparation de nos médicaments ; ceux de vous qui désireraient l'apprécier dans le détail, devraient consulter le *Codex* des médicaments homœopathiques publié par M. Georges Weber,

---

[1] *Codex des médicaments homœopathiques*, par G. Weber, p. 50.

ou la *Pharmacopée* de MM. Jahr et Catellan [1]. Mais ce que j'ai dit suffira pour la démonstration que je veux vous donner de l'action infinitésimale.

Les détails précédents vous prouveront d'abord que pour préparer une 30° dilution, il ne faut pas, comme le prétendait Trousseau, une quantité d'alcool mesurée par une sphère dont le diamètre serait la distance qui sépare la terre du soleil. Trente fois 5 grammes de liquide, c'est-à-dire 150 grammes, suffisent à cette opération ; ce qui est bien différent.

Je dois convenir toutefois que la proportion existant entre l'agent actif et le véhicule dépasse de beaucoup les usages reçus dans la pharmacie officielle; mais vous m'accorderez, je pense, que le mode de préparation des médicaments homœopathiques, différant de toutes parts de ceux qui sont généralement adoptés, peut conduire à des résultats inattendus. Tout au moins, ne serait-il pas juste de prononcer sur la valeur de nos procédés en tenant compte seulement des résultats auxquels conduit la pratique allopathique.

Laissons donc cette dernière et cherchons si des médicaments préparés comme je l'ai dit, et donnés à doses infiniment petites, ont une action thérapeutique possible et vraisemblable.

II

Pour juger cette question, il suffit d'étudier l'effet de la trituration et des succussions sur l'état moléculaire du médicament, ensuite sur le développement de la force qui lui appartient.

Le premier effet du broiement et des succussions, est évidemment de détruire la puissance de cohésion qui re-

[1] Chez J.-B. Baillière et Fils.

tient liées entre elles les molécules constituantes du médicament. Cette destruction a lieu pour deux motifs : d'abord par l'effet du mouvement imprimé aux molécules et par la désagrégation qui en est la conséquence, ensuite parce que l'attraction se produit entre ces molécules et celles de la masse inerte. Or, celles-ci étant 9 fois ou 99 fois plus nombreuses, facilitent la désunion des corps dans cette même proportion.

Le second effet est de rendre ces molécules plus mobiles, par conséquent plus facilement absorbables, ce qui nous conduit, comme résultat, à pouvoir éviter l'action organique que le médicament serait en état de développer avant son passage dans le torrent circulatoire.

Ce mode de préparation conduit à une troisième conséquence ; il étend le médicament en surface et diminue son épaisseur, ce qui favorise son action dynamique. Une seule expérience vous prouverait, au besoin, qu'il en est ainsi. Prenez 1 grain de mercure métallique, mêlez-le à 9 grains de sucre de lait, et vous obtiendrez un mélange qui sera à peine coloré. Soumettez-le à la trituration, surtout en faisant celle-ci avec le dynamisateur de M. Weber, et vous verrez ce mélange noircir à mesure que l'opération se continuera.

Pourquoi en est-il ainsi ? Évidemment parce que les molécules mercurielles se sont de plus en plus incorporées au sucre de lait ; et comme à la fin, toute la masse est colorée, il faut bien en conclure que le globule mercuriel occupe alors l'espace rempli par la trituration, espace neuf fois ou quatre-vingt-dix-neuf fois plus considérable que celui du métal pris à l'état brut.

Que l'action dynamique d'un médicament, ainsi préparé, augmente en raison de ces conditions, c'est, messieurs, ce qui ne doit pas vous surprendre. Ce qui agit, en effet, sur la force vitale, ce n'est pas le centre de la molécule, mais sa surface ; ce n'est pas la quantité de médicament qu'on avale, mais celle qu'on absorbe.

Vous pouvez juger maintenant tout ce qu'il y aura de perdu pour l'action curative dans les doses allopathiques. Or notre but étant de ne rien donner d'*inutile* ou d'*inactif* pour l'objet que nous nous proposons, vous pouvez juger combien est fondée notre prédilection pour les médicaments dynamisés. Leur absorption, en effet, est rapide, ce qui permet d'éviter leur action perturbatrice, physique, et assure le libre développement de leur puissance dynamique et thérapeutique.

III

A ces motifs on a opposé plusieurs objections :

Première objection. — On a dit d'abord : Il n'y a pas de substance médicamenteuse dans les préparations homœopathiques ; la preuve c'est que les procédés physiques et chimiques n'y révèlent jamais rien.

Je pourrais opposer à cette assertion le fait cité par Jourdan dans l'introduction à la *Matière médicale* de Hahnemann, des pharmaciens Pétroz et Guibourg retrouvant le mercure corrosif à la 15ᵉ dilution.

Mais à ce fait je puis en ajouter d'autres. La présence effective du médicament dans nos dilutions et nos triturations est, en effet, prouvée par trois raisons principales :

A. La divisibilité indéfinie de la matière ;

B. Les recherches directes ;

C. Enfin, ce fait : que nos préparations ne s'accompagnent d'aucune perte de poids.

A. La matière est indéfiniment divisible, c'est un point trop généralement admis par les physiciens pour être contesté. Les faits suivants suffiraient au besoin à le prouver :

Avec un grain d'or ($0^{gr},05$), on peut faire une feuille

de 50 pouces carrés, divisible en 2,000,000 de parties visibles ; — un grain de cuivre dissous dans l'ammoniaque et jeté dans 77 pouces cubes d'eau, la colore en bleu. Or, un pouce d'eau renferme 216,000,000 de parties visibles, le grain de cuivre se trouve donc divisé en 77 fois 216,000,000 de parties, c'est-à-dire 16,232,000,000 de parties clairement appréciables, par conséquent en un nombre beaucoup plus grand de molécules microscopiques.

On a calculé qu'un grain de musc contenait 320 quatrillions de parties pouvant affecter l'odorat.

Un grain de carmin colore 30 kilogrammes d'eau, et chaque molécule colorante n'a que $\frac{1}{30\,000\,000}$ de pouce d'étendue.

Vous pouvez juger par ces faits combien la matière est divisible, et je ne vois pas pourquoi elle le serait moins entre les mains des pharmaciens homœopathes qu'elle ne l'a été pour Wollaston et les physiciens.

Or, messieurs, il faut remarquer ici que les divisions précédentes ont été obtenues par voie de simple pression pour l'or, ou de solution pour le cuivre et le carmin ; dans les préparations homœopathiques un nouvel élément intervient, je veux dire le frottement pour la trituration, la succussion pour la dilution, l'un et l'autre imprimés à la substance médicamenteuse *mêlée à un véhicule inerte.* J'insiste sur cette dernière condition ; car, ainsi que je vous le disais tout à l'heure, elle favorise la division à un point extrême, en vertu de cette loi que les molécules s'attirent en raison de leur masse.

Hahnemann insistait sur l'influence de ce mouvement moléculaire, et lorsque ses adversaires lui proposaient de rendre médicamenteuses les eaux limpides du lac de Genève, en y jetant un grain de substance active, il répondait que l'entreprise serait possible si l'on voulait lui fournir un instrument destiné à agiter cette masse de liquide et à lui imprimer les secousses nécessaires.

Un jour aussi Archimède avait promis de soulever le monde avec un levier, si on voulait lui donner un point d'appui. Le grand géomètre n'ayant pu le découvrir, l'univers est resté ce que la Providence l'avait fait. Les adversaires de Hahnemann n'ayant point su lui offrir l'appareil qu'il demandait, l'expérience n'a pas été tentée et le lac de Genève n'a point vu ses eaux acquérir de puissance médicinale.

Restons donc dans les limites de nos préparations, et veuillez remarquer qu'il y a en elles bien plus qu'une pulvérisation ou une simple dissolution.

N'est-ce donc rien que ce frottement continué pendant une heure pour une trituration, et ce mouvement intime qui se produit dans la masse liquide au milieu des succussions? N'y a-t-il pas ici développement d'électricité? Et ce fait, mal apprécié encore quant à l'accroissement qu'il peut donner aux vertus médicinales, est-il donc sans valeur? Vous ne pourriez raisonnablement le soutenir.

Tirons donc de ces faits une première conclusion ; la matière est indéfiniment divisible, et le mode de préparation enseigné par Hahnemann est plus que tout autre capable d'accroître encore cette divisibilité ; il n'y a donc pas de raison de nier la présence du médicament dans les dilutions et les triturations.

B. On y est d'autant moins autorisé, que les procédés physiques et chimiques permettent de la retrouver jusqu'à un certain degré de division.

Ainsi, en précipitant sur une lame d'acier décapée, la 10e dilution de platine, le microscope a permis d'y reconnaître des particules métalliques. — L'or, traité de la même manière, a été retrouvé à la 5e, à la 10e et à la 11e dilution. L'argent à la 12e, le cuivre à la 5e ; on a même dit à la 7e et à la 12e.

Enfin, l'analyse spectrale de Bunsen, en montrant le

cæsium et le rubidium dans les eaux minérales, dans des proportions que la chimie ne pourrait atteindre, a augmenté les moyens de reconnaître la présence du médicament à des atténuations élevées.

Chimiquement, on a reconnu $\frac{1}{1024000}$ de soufre avec l'acétate de plomb ; $\frac{1}{2048000}$ d'iode avec l'amidon ; $\frac{1}{3000000000}$ d'arsenic avec le nitrate d'argent ; $\frac{1}{2000000000}$ de plomb avec l'hydrogène sulfuré[1].

Vous voyez par là que la présence du médicament ne peut être mise en doute, pour un bon nombre de nos atténuations.

C. J'ajoute qu'il en est ainsi de toutes, par cette seule raison que nos préparations pharmaceutiques s'accomplissent sans perte de poids. Celui-ci n'ayant pas lieu, il ne peut y avoir de substance perdue ; le médicament est donc présent dans la 30e dilution, aussi bien que dans la 1re.

Deuxième objection. — Elle consiste à dire que si la substance active se trouve dans les triturations et les dilutions hahnemanniennes, elle y est en quantité trop faible pour avoir une action sur l'organisme ; ce qui ferait présumer que l'action curative d'un médicament est en rapport direct avec sa quantité.

C'est là une grave erreur : car la partie active d'un agent thérapeutique n'est pas l'ensemble de ses molécules matérielles, mais bien la force, le dynamisme qui est en lui. Or, rien ne s'oppose à l'action des forces aussi sûrement que la cohésion.

Ceci est un fait reconnu pour l'affinité ; d'où ce précepte des alchimistes : *Corpora non agunt nisi soluta*. Ceci est vrai encore des forces physiques ; la force expansive de la vapeur est là pour le prouver.

Avec quelques kilogrammes d'eau, vous ferez peu de

---

[1] *Codex des médicaments homœopathiques*, p. 127.

chose assurément; mais avec cette même quantité réduite à l'état de vapeur, vous soulèverez des quantités énormes; et, en l'employant comme force de traction, vous franchirez l'espace sans tenir compte du temps.

Ce sont là, je le sais, des faits purement analogiques; en voici de plus directs. Pour les poisons, l'action est d'autant plus violente que les molécules de l'agent toxique sont plus mobiles, plus absorbables, plus diffusibles. L'effet de l'arsenic métallique, pris en masse, est nul; celui de l'acide arsénieux est plus actif, et ce corps est plus soluble; l'acide cyanhydrique, qui est liquide, mais essentiellement volatil, est foudroyant. L'hydrogène sulfuré, naturellement gazeux, tue un cheval quand il se trouve mêlé à l'air dans la proportion de 1/200, et tue un oiseau dans la proportion de 1/1500 [1].

1 milligramme d'iodure de mercure mêlé à 20 litres d'eau, tue les poissons. N'est-ce pas là une dose infinitésimale?

Si de l'action toxique, vous passez à l'action pathogénétique, la puissance des corps impondérables (il vaudrait mieux dire : des corps impondérés) devient incontestable.

On cite souvent l'exemple de ce pharmacien qui ne pouvait pulvériser de l'ipécacuanha sans avoir un violent accès d'asthme, tandis qu'il maniait cette racine sans inconvénient quand elle n'était pas à l'état de poudre.

Ne sait-on pas que, de tous les ouvriers occupés à travailler le sulfate de quinine et la céruse, les plus exposés sont ceux qu'on occupe à pulvériser ces composés?

Trousseau raconte, dans son *Traité de thérapeutique*, comment des matelots qui montaient un bâtiment chargé

---

[1] Voy. mon mémoire : *De l'action des infiniment petits démontrée par la chimie*, in *Annales de la médecine homœopathique*, Paris, 1842.

d'huile de térébenthine, furent pris d'hématurie. Aucun d'eux cependant n'avait absorbé autre chose que les vapeurs dont l'atmosphère du vaisseau était chargée.

Enfin, messieurs, il est encore un fait important et que j'invoque. Vous savez combien les femmes nerveuses absorbent d'éther liquide, même de chloroforme, sans pouvoir souvent calmer leurs douleurs. Vaporisez ces corps ; il y a plus, faites que ces vapeurs soient dynamisées par leur mélange avec l'air qui entre dans les poumons, et vous obtiendrez l'anesthésie, avec laquelle les opérations chirurgicales les plus pénibles seront accomplies sans que le malade en ait conscience.

L'action pathogénétique, comme l'action toxique, est donc bien en raison directe de l'expansion moléculaire et non pas en raison du poids de la substance employée.

Il en est encore ainsi des actions thérapeutiques. Lorsqu'il s'agit d'actions directes, spécifiques, le médicament a d'autant plus d'énergie curative qu'il est plus soluble. Le sulfate de quinine, peu facile à dissoudre dans l'eau simple, mais bien plus dans l'eau acidulée, agit beaucoup mieux quand on l'additionne d'un peu de jus de citron ou de quelques gouttes d'un autre acide, et le citrate de quinine, naturellement soluble, agit plus vite que le sulfate.

Le mercure vient aussi confirmer cette loi. A l'état brut, métallique, il est inusité ; réduit en vapeur, son action est tellement violente qu'il « *fait naître des accidents qui en interdisent l'emploi*[1]. » On prend en conséquence un moyen terme, lequel consiste à triturer ce métal avec un corps inerte, c'est-à-dire à l'éteindre.

Dans le traitement de l'iléus, où l'on recherche une action mécanique, on donne sans inconvénient 60, 100,

---

[1] Voy. Trousseau et Pidoux, *Traité de thérapeutique et de matière médicale*, t. I, p. 226.

même 200 grammes de *mercure* coulant, tandis que le mercure éteint au moyen du miel, prescrit à la dose de 5, 10, 20 centigrammes, au plus, comme antisyphilitique, cause souvent la salivation, ce qui n'a pas lieu avec les 200 grammes de métal brut.

Le *calomel* a aussi une action variable en raison de son degré de cohésion. Celui qu'on obtient par précipitation est plus irritant, c'est-à-dire développe une action locale plus violente que le mercure doux préparé à la vapeur. Trousseau a même été jusqu'à dire : « Les trois variétés de protochlorure mercuriel ne diffèrent que d'après leur degré de division. D'après M. Moritz, la ténuité du calomel en pain, divisé par porphyrisation, étant prise pour unité, celle du calomel à la vapeur, ou de Josias Jewel, s'exprime approximativement par 4, et celle du calomel de Scheele, ou précipité blanc, par 14. » Ce même auteur ajoute :

« Leur activité est en raison directe de leur état de plus grande division [1]. »

Aussi, quand on veut employer ce médicament de manière à obtenir son action générale, l'allopathie se contente-t-elle de donner 5 à 15 centigrammes par jour, tandis qu'il faut 50 centigrammes pour avoir l'effet purgatif, c'est-à-dire local.

L'*iode* agit d'une manière entièrement analogue. Avec $0^{gr},01$, on obtient l'iodisme aigu, causant une excitation générale, mais superficielle, fièvre, éruptions, etc.; avec $0^{gr},002$, il se produit un iodisme chronique observé par MM. Rilliet et Barthez, et ayant pour caractères : un amaigrissement rapide malgré un appétit exagéré, des palpitations nerveuses, l'hypochondrie et l'hystérie. Ici l'action semble en rapport inverse de la quantité employée, mais elle est en raison directe de la proportion absorbée.

[1] Trousseau et Pidoux. *Traité de thérapeutique*, etc. p. 225.

Enfin, messieurs, l'*huile de foie de morue*, dont l'efficacité est attribuée par tous les auteurs à l'iode, au chlore, au brome et au phosphore, contient tous ces corps en proportions infiniment petites, si vous les comparez à la quantité du corps gras, parfaitement inerte de sa nature.

Il y a plus : lorsqu'on veut obtenir pour beaucoup de médicaments une action générale énergique, on diminue les doses, on les fractionne. C'est le fait de l'*ipécacuanha* dont on administre de $0^{gr},10$ à 2 grammes pour produire un effet vomitif, tandis que l'on prescrit de $0^{gr},05$ à $0^{gr},10$ pour arrêter la dysenterie. Employé à cette dose pour d'autres affections, il ne donne ni vomissement ni diarrhée.

Il résulte évidemment de tous ces faits que l'action générale et spécifique est, comme je vous l'ai dit, en raison de la quantité absorbée et non pas proportionnée à la dose prescrite. Rien ne prouve donc que dans les préparations hahnemanniennes la quantité soit trop faible pour avoir une action sur l'organisme malade.

Troisième objection. — Les faits qui précèdent étant indéniables, on les accorde ; mais on ajoute que le médicament homœopathique étant à dose impondérable, sa quantité est infiniment moindre que celles employées dans les faits précédents ; qu'en admettant donc que la puissance d'un médicament ne soit pas en raison de sa masse, il faut bien reconnaître qu'il y a une limite à la réduction des doses, et que celles qu'on ne peut peser ne sauraient agir.

Des faits nombreux ruinent cette objection. Est-ce qu'on peut peser les émanations du musc et le principe odorant des fleurs ; celui de la valériane ? Est-ce que la quantité de térébenthine absorbée par les matelots hématuriques était pondérable ? Est-ce que la quantité d'ipécacuanha absorbée par le pharmacien asthmatique a jamais pu être matériellement appréciée ?

La physique et la chimie, si impuissantes à reconnaître les miasmes et les virus, autorisent-elles à les nier? Non, car le choléra, le vaccin, la syphilis ne se développent pas moins, quoique l'analyse ne découvre rien dans l'air d'un pays ravagé par une épidémie, non plus que dans le pus d'un chancre ou d'un bouton de vaccine. N'y a-t-il pas enfin des eaux minérales pour lesquelles l'analyse ne donne aucun résultat, et dont l'action thérapeutique est manifeste, les eaux de Forges, par exemple?

De tout cela, il faut conclure, messieurs, que l'organisme est un réactif plus sensible que tous les autres, car il décèle la présence d'agents impossibles à découvrir par les procédés des sciences naturelles. En sera-t-il toujours ainsi? On ne peut le prévoir. Concluons donc : les médicaments agissent à doses impondérées, mais peut-être pas impondérables.

QUATRIÈME OBJECTION. — On dit enfin : La plupart des corps employés en homœopathie nous entourent, pourquoi donc ne sommes-nous pas sans cesse impressionnés par eux?

Ici, la réponse est facile. Ils n'agissent pas parce que dans la nature leurs molécules sont réunies en masses. C'est un fait providentiel sans lequel nous serions incessamment soumis à des influences délétères. Mais que ces molécules puissent se diviser et elles agiront, témoin la quinine, la céruse, le mercure ; qu'elles puissent nous atteindre de manière à être absorbées, comme les émanations des fleurs et celles de la térébenthine ou du musc, et nous aurons à en souffrir.

Il n'y a donc pas lieu de nous étonner si la Providence a voulu que la préparation des médicaments devînt un effet de l'industrie de l'homme, si elle n'a pas mis en expansion constante ces puissances redoutables, dont il nous appartient de faire des agents utiles et bienfaisants.

De tout ce qui précède nous pourrons conclure, messieurs, que l'action thérapeutique des infiniment petits est possible, vraisemblable, c'est-à-dire conforme aux faits les plus généraux, les plus vulgaires. On ne peut la nier sans se mettre en opposition avec les phénomènes recueillis par les sciences naturelles, c'est-à-dire sans repousser la divisibilité indéfinie de la matière, le développement des forces chimiques, toxiques et thérapeutiques par la diminution de la cohésion et l'augmentation des surfaces; tous faits qui prouvent comment la trituration prolongée et les succussions multiples augmenteront la puissance curative et dynamique des agents de guérison. Si ces médicaments sont alors plus actifs, il faudra en diminuer les doses, dans la proportion même de cette dynamisation. Cette conséquence est trop juste pour n'être point acceptée.

Mais il ne suffit pas d'établir la vraisemblance de l'action des infiniment petits, il faut aussi vous en prouver la réalité et l'exactitude; ce sera le sujet de notre prochaine conférence.

DOSES INFINITÉSIMALES

— SUITE. —

Messieurs,

L'action curative des doses infinitésimales est vraisemblable, possible, conforme à tous les faits des sciences naturelles, je vous en ai donné les raisons dans notre dernière conférence. J'ajoute aujourd'hui : Cette action est vraie, elle est réelle, et de ce fait j'espère vous offrir des preuves sans réplique.

Je sais cependant que je viens me heurter ici à un obstacle invincible au premier abord, car le meilleur moyen de vous convaincre serait de vous appeler au lit du malade, de vous convoquer à une étude publique. En l'absence de tout établissement hospitalier consacré à la pratique de l'homœopathie, je ne puis le faire.

Privé de cette ressource, je ne suis cependant pas désarmé ; les annales cliniques nous restent, et celles qui se rapportent à l'application publique, passez-moi le mot, officielle, de notre doctrine renferment des résultats assez importants pour qu'il ne soit pas sans intérêt de les explorer. S'il est vrai, en effet, que l'homœopathie soit proscrite en ce moment des hôpitaux de Paris, il n'en a pas toujours été de même ; la province et l'étranger ont été aussi plus heureux que nous sous ce rapport, et des renseignements nombreux ont pu être par cela même recueillis.

Ceux-ci se divisent naturellement en deux classes : les faits heureux et les faits malheureux ; enregistrons les premiers et discutons les seconds, nous pourrons alors mieux en apprécier la signification et la valeur.

I

Je commence, messieurs, par les faits heureux, et si je les envisage dans leur ensemble, je trouve qu'ils conduisent tous à une même conclusion : dans les hôpitaux où l'homœopathie a été régulièrement appliquée, il y a eu diminution dans la mortalité et dans la durée de la maladie, d'où la possibilité de recevoir dans un même temps une plus grande quantité de malades pour un même nombre de lits. Il y a eu aussi, et comme conséquence, économie dans les frais de pharmacie et de nourriture, les malades ayant de très-courtes convalescences à traverser.

Ceci a été reconnu d'abord par les administrateurs de l'hôpital de Thoissey, à propos de la pratique du docteur Gastier. « Nos registres attestent, ont écrit ces messieurs, que depuis l'entrée en fonctions de M. Gastier, le nombre des décès, relativement au nombre des malades admis à l'hospice, a été moindre qu'auparavant ; que les dépenses en remèdes, en frais de pharmacie, ont été presque nulles, et que le service, devenu plus simple, plus facile, a été sensiblement allégé[1]. »

Rien de plus précis assurément que cette déclaration ; son seul défaut est de n'être pas accompagnée de chiffres, ce qui enlèvera peut-être de sa valeur aux yeux des esprits difficiles, parce qu'ils se croient positifs. Aussi est-il nécessaire de l'appuyer de résultats obtenus ailleurs.

Or, sous ce rapport, nous pouvons satisfaire à toutes les exigences ; l'hôpital homœopathique de Londres (*the*

[1] Voy. *la Mouche de Mâcon*, numéro du 6 février 1846

London homœopathic hospital) fondé par les soins du docteur Quin, son médecin en chef, et les hôpitaux allemands nous en offrent le moyen.

A Londres, dans l'espace de quatre ans (du 1er avril 1850 au 31 mars 1854) 11,194 malades ont été traités par l'homœopathie : sur ce nombre 27 seulement sont morts ce qui fait un peu plus de un quart pour 100 [1].

En Allemagne, nous trouvons quatre hôpitaux : ceux de Gumpendorf, de Kremsier, de Linz, de Nechanitz. En réunissant la statistique des années 1845, 1846, 1847 et 1848, on arrive aux chiffres suivants :

Gumpendorf [2].	1845	988 traités,	74 morts	=	7,95 p. 100
—	1846	1158 —	62 —	=	5,35 —
—	1847	1164 —	80 —	=	6,88 —
—	1849	1187 —	88 —	=	7,41 —
Kremsier.	1845	221 —	8 —	=	5,58 —
—	1846	460 —	19 —	=	4,13 —
—	1847	871 —	50 —	=	5,45 —
—	1848	498 —	57 —	=	7,45 —
Linz.	1845	655 —	55 —	=	5,54 —
—	1846	699 —	28 —	=	4,00 —
—	1847	515 —	7 —	=	1,55 —
—	1848	858 —	44 —	=	5,25 —
Nechanitz.	1846, 47 et 48	404 —	10 —	=	2,47 —
		9,658 traités,	522 morts	=	6,27 p. 100

Or, d'après le relevé de Valleix, relevé fait pour son service à l'hôpital Sainte-Marguerite, il y aurait 11,5 pour 100 de mortalité en allopathie ; le bénéfice serait donc de 5 pour 100 en faveur de l'homœopathie.

Un fait analogue, plus concluant encore, a été constaté en Amérique. Il y a, en effet, à Saint-Louis, un hôpital dont une partie est desservie par des médecins homœo-

[2] Return of cases treated at the London homœopathic hospital ; extracted from the *British Journal of homœopathy*.

[1] *Gazette homœopathique d'Autriche* années 1846, 1847, 1848, 1849

pathes et l'autre par des allopathes. Voici les résultats obtenus de part et d'autre pour des maladies identiques.

SERVICE HOMŒOPATHIQUE

	Malades traités.	Guéris.	Morts.	Restés en traitement.
Typhus.	59	35	2	2
Pneumonie.	15	15	»	»
Diarrhée.	95	92	»	3
Dysenterie.	32	27	»	5
Total.	179	167	2	10

SERVICE ALLOPATHIQUE

	Malades traités.	Guéris.	Morts.	Restés en traitement.
Typhus.	10	2	7	1
Pneumonie.	23	10	12	1
Diarrhée.	106	71	23	12
Dysenterie.	30	7	21	2
Total.	169	90	63	16

Faisant abstraction des malades restés en traitement, et comparant seulement le nombre de ceux qui furent traités et de ceux qui sont morts, nous arrivons à cette proportion : 1,12 pour 100 avec l'homœopathie, et 38 pour 100 avec l'allopathie.

En comparant ensuite les résultats obtenus pour l'ensemble des maladies, et ceux que je viens de mentionner, on arrive aux chiffres suivants :

SERVICE HOMŒOPATHIQUE

654 malades reçus, 646 guéris, 3 morts, 5 en traitement : proportion de mortalité, 0,66 p. 100.

SERVICE ALLOPATHIQUE

821 malades reçus, 641 guéris, 57 morts, 123 en traitement : proportion de mortalité, 6,90 p. 100[1].

[1] Voy. *Art médical*, l'intéressant travail du Dr Gallavardin : de la Mortalité comparative de la pneumonie, traitée par l'allopathie et par l'homœopathie, dans les hôpitaux de Vienne, Lyon, Roubaix et Saint-Louis; décembre 1867. — Voy. aussi le travail du Dr Chauvet (de Tours), sur les doses infinitésimales, in *Bibliothèque homœopathique*.

Rentrons maintenant en France, messieurs : les chiffres n'y sont pas moins éloquents. Vous savez tous que Tessier, lorsqu'il était à l'hôpital Sainte-Marguerite, appliqua d'abord l'homœopathie au traitement de la pneumonie et du choléra. Encouragé par les résultats auxquels il parvint, et dont nous parlerons dans un instant, il usa de la thérapeutique hahnemannienne d'une manière générale et put résumer sa pratique par les chiffres suivants :

	Malades reçus.	Morts.	Mortalité.
1849.	1,292	126	9,75 p. 100
1850.	1,677	158	8,22 —
1851.	1,694	135	7,96 —
Total.	4,663	399	8,55 p. 100

Le service était de 100 lits.

À la même époque et dans le même hôpital, pour un service de 99 lits, Valleix arrivait à d'autres résultats :

	Malades reçus.	Morts.	Mortalité.
1849.	1,087	169	14,71 p. 100
1850.	1,195	107	8,99 —
1851.	1,442	135	9,56 —
Total.	3,724	401	11,8 p. 100

Tessier, avec un avantage d'un seul lit, reçut 979 malades de plus que son voisin, et en perdit 3 pour 100 de moins, il avait donc raison de dire : Avec l'homœopathie, la mortalité est moindre et le séjour à l'hôpital est plus court qu'avec l'allopathie[1].

Autre exemple. Un de nos confrères les plus justement estimés, le docteur Liagre, attaché depuis 1856 à l'hôpital de Roubaix, où il suivait la médecine allopathique, crut devoir, dans ces dernières années, traiter les malades de son service par l'homœopathie. Ici, c'était le même praticien, employant sur le même théâtre deux modes

[1] Statistique de l'hôpital Sainte-Marguerite, in *Art médical.*

de traitement distincts. Quels furent les résultats?

Pendant sept années de traitement allopathique, de 1856 à 1862, 1,806 malades furent traités, il y eut une mortalité de 19,26 pour 100 ;

Pendant deux années de traitement homœopathique, 1863 à 1864, il y eut 894 malades traités, et sur ce nombre 119 décès; proportion de mortalité : 13,31 pour 100. Avec l'allopathie, le maximum des entrées fut de 348, il fut de 478 avec l'homœopathie; bénéfice pour les malades : 130 entrées de plus dans une année et avec un service de 40 lits.

Ici encore : moins de décès, guérisons plus nombreuses, convalescences plus courtes, séjour à l'hôpital moins prolongé, d'où un plus grand nombre de sujets traités pour une même quantité de lits.

J'insiste sur ces conclusions, messieurs, parce que tous les chiffres que je vous ai cités les confirment, et que cette concordance vous prouve qu'il ne s'agit pas ici d'un succès obtenu par hasard et d'une manière exceptionnelle, mais bien d'un résultat d'autant plus remarquable qu'il est constant.

Si maintenant nous spécialisons nos recherches pour étudier les effets de l'homœopathie et de l'allopathie sur des maladies distinctes, nous arriverons à des chiffres bien dignes aussi de fixer votre attention.

Prenons d'abord la pneumonie.

S'il faut en croire les adversaires de Hahnemann, ce serait le triomphe de l'allopathie ; on soutint même, pour un moment, que cette maladie guérissait sans le secours de la thérapeutique, de sorte que l'Académie de médecine mit au concours la question suivante : *De la valeur de l'expectation dans le traitement de la pneumonie?*

Les résultats obtenus par une thérapeutique active justifiaient, il faut bien le dire, une tentative de ce genre.

Ainsi, sur un relevé de 65 malades publié par le pro-

fesseur Andral, il y eut 36 morts et 29 guérisons ; sur
123 pneumoniques traités par Chomel à la Charité, il y
eut 40 décès, et 83 guérisons ; sur 90 malades traités par
M. Guéneau de Mussy, il y eut 38 décès et 52 guérisons.
M. Bertin perdait dans ce même temps, à l'hôpital Cochin,
16 péripneumoniques sur 63, et M. Cayol accusait une
mortalité de 1 sur 4. Vous voyez que je parle seulement
des princes de la science ; leurs chiffres se résument
dans le tableau suivant :

	Malades traités.	Guéris.	Morts.
Andral.	65	29	36
Chomel	123	83	40
Guéneau de Mussy.	90	52	38
Bertin.	63	47	16
Totaux.	341	211	130

Ce qui donne une moyenne de 38,1 p. 100 de mortalité.

Si vous ajoutez à ce chiffre les 25 p. 100 de M. Cayol
et les résultats, incomparablement supérieurs, obtenus
par le professeur Bouillaud avec la saignée coup sur
coup, résultats qui sont représentés par 8 à 9 p. 100,
vous arriverez à une moyenne de 24 à 25 pour 100[1].

Peut-être, messieurs, penserez-vous que ces chiffres,
empruntés au temps de notre jeunesse, ne représentent
plus la puissance de la thérapeutique moderne. Voici des
renseignements plus nouveaux.

En l'année 1861, la statistique des hôpitaux a enre-
gistré :

Chez les adultes.	349	morts pour	1,165	malades ; moyenne	29,96	p. 100
Chez les enfants.	59	—	173	—	—	54,90 —
Chez les vieillards.	99	—	174	—	—	56,89 —
En 1862 :						
Chez les adultes.	290	—	1,195	—	—	24,27 —
Chez les enfants.	57	—	113	—	—	25,83 —
Chez les vieillards.	133	—	290	—	—	63,64 —

[1] Voy. Andral, *Clinique médicale*, t. I, et Bouillaud, *Clinique médicale de
la Charité*, t. II.

Ce qui donne pour l'année 1861 une moyenne de 29,96 p. 100
Et pour l'année   1862   —   25,87 —
Soit pour les deux années.   —   27.01 —

Les relevés antérieurs étaient de 24 à 25 p. 100.
Vous voyez que la thérapeutique allopathique n'est pas
plus heureuse aujourd'hui qu'au temps des Chomel, des
Andral, des Guéneau de Mussy et des Bouillaud.

Or, messieurs, ces chiffres justifiaient complétement la
question posée par l'Académie ; ils la justifiaient d'autant
mieux que Legendre et M. Barthez prétendaient arriver à
des résultats bien plus brillants en abandonnant la maladie à elle-même, en laissant à la force vitale et à la Providence le soin de conduire le patient à guérison.

Des études faites en Allemagne paraissaient confirmer
ces assertions. Ainsi, Dietl annonçait avoir perdu, avec
l'expectation, 7,4 p. 100 en 1849 ; mais peu à peu ce
chiffre s'éleva : il fut de 9,2 p. 100 en 1852 et de 20,7
p. 100 en 1855.

Bordes accusait une mortalité de 22 p. 100
Schmidt   —   23 —
Brandes   —   31 —

Veuillez remarquer ces chiffres : la première année,
on ne perd que 7 pneumoniques sur 100, et on crie vic-
toire ; la seconde année on perd 9 p. 100, et bientôt 20
p. 100 ; puis, en des mains moins heureuses, mais non
pas moins habiles, la mortalité s'élève jusqu'à 31
p. 100.

Il n'en est pas moins vrai, toutefois, qu'en additionnant
tous ces chiffres, on arrive seulement à une moyenne de
18,81 p. 100, tandis qu'avec la thérapeutique active, elle
est de 24, 25, 27 p. 100. L'avantage est donc à la force
vitale.

Si vous voulez apprécier la valeur relative des moyens
préconisés, vous obtiendrez les chiffres suivants :

Avec la saignée, la moyenne de mortalité est	27	p. 100
Avec la saignée coup sur coup, M. Bouillaud dit	8 à 9	—
Avec l'émétique	21,38	—
Avec un traitement mixte	15,50	—

En résumé, les résultats offerts par l'allopathie varient de 27 p. 100 à 9 p. 100, ceux de l'expectation restent fixés à 18,84 p. 100.

Que peut l'homœopathie ?

En réunissant les chiffres fournis par les différents hôpitaux d'Allemagne, nous trouvons que 381 pneumoniques y ont été soignés en quatre ans (1845, 1846, 1847, 1848). Sur ce nombre 19 ont péri; soit donc 4,94 p. 100. A l'hôpital Sainte Eugénie, Tessier avait perdu 3 malades sur 41, c'est-à-dire 7,3 p. 100.

De son côté, le docteur Liagre a publié les statistiques suivantes pour son service de l'hôpital de Roubaix :

Avec le traitement allopathique appliqué de 1856 à 1863 inclusivement, 59 malades traités, 40 guéris, 19 morts, soit une moyenne de mortalité de 32,10 p. 100. Avec l'homœopathie, en trois ans (1863, 1864, 1865), 49 malades traités, 47 guéris, 2 morts, 4,09 p. 100. En réunissant les trois moyennes précédentes, on trouve donc pour la proportion de mortalité fournie par l'homœopathie, 5,44 p. 100.

D'où il résulte, messieurs, qu'avec les traitements actifs de l'allopathie, on perd 27 p. 100, avec l'expectation 18,81 p. 100, et avec l'homœopathie 5,44 p. 100, différence énorme constatée dans des pays différents, dans des hôpitaux éloignés les uns des autres, et dont la concordance a une valeur qui ne peut être récusée.

Prenons un autre exemple. Le docteur Jousset, ayant assisté, en province, à deux épidémies de scarlatine miliaire, traita la première avec les ressources de l'allopathie ; sur 33 malades, il enregistra 12 décès, donc 27 p. 100. On était alors en 1850. En 1852, retour de la même maladie à l'état épidémique : cette fois notre confrère lui oppose un traitement homœopathique dont *aconit.*, *mercurius solubilis* et *baryta carbonica* font les frais; avec ces moyens il traite encore 55 malades et n'en perd que 5; proportion : 9 p. 100 au lieu de 27 p. 100[1].

Enfin, messieurs, je ne puis terminer sans vous dire quels résultats nous avons obtenus avec le choléra.

En 1852, le docteur Mabit (de Bordeaux) perdit avec l'allopathie 47 p. 100, et avec l'homœopathie 7 p. 100; en même temps le docteur Bakody, à Raab, en Hongrie, perdait 2 malades sur 49, donc 4 1/2 p. 100.

D'après le docteur Rapou[2], en 1852, à Vienne, les homœopathes perdirent 9 p. 100, tandis que l'allopathie enregistrait 222,342 décès sur 457,556 malades, soit 52 p. 100. Les homœopathes avaient traité 14,014 malades, sur lesquels 12,748 avaient guéri. Ces chiffres étaient importants.

En France, les résultats furent moins brillants; sur 20 malades, Tessier en perdit 7, un peu moins de 55 p. 100; mais dans les services voisins, la mortalité dépassait 50 p. 100.

À Liverpool, les homœopathes perdirent 25,7 p. 100.

En complétant ces données par les chiffres dus au docteur Roux (de Cette), et ceux du docteur Drysdale, nous pourrons tracer le tableau suivant :

Mabit, à Bordeaux, mortalité,	7 1/2 p. 100		
Bakody, à Raab,	—	4 1/2	—
Homœopathes russes,	—	8 1/2	—
Roux, à Cette,	—	30	—
Tessier, à Paris,	—	55	—
Homœopathes de Liverpool,	—	45	—
Drysdale,	—	54	—

C'est-à-dire 25,11 p. 100 environ.

La mortalité accusée par l'allopathie dépasssant 50 p. 100.

<hr>

[1] *Art médical*, année 1865, t. I, p. 561.
[2] *Histoire de l'homœopathie*, t. I, p. 257.

Eh bien, messieurs, ces chiffres parlent assez haut, non pas seulement par la différence qui existe entre eux et ceux de la médecine officielle, mais surtout en raison de la constance même des effets obtenus. Soit que vous preniez en bloc les chiffres des services hospitaliers, confondant ainsi toutes les maladies et tous les malades, soit que vous suiviez l'une ou l'autre thérapeutique aux prises avec une même affection, vous arrivez toujours à constater des avantages marqués du côté de l'homœopathie. Or, celle-ci employant les doses infinitésimales, force vous est de reconnaître que ces dernières ont une action curative réelle, positive, indéniable.

II

Et cependant l'homœopathie est exclue des services hospitaliers ; il y a plus, cette proscription, nos adversaires la font reposer sur des expériences également publiques, mais, dit-on, désastreuses. Il faut les apprécier [1].

Les unes ont été faites par des chefs de service peu au courant de l'homœopathie ; les autres ont été dirigées par les homœopathes eux-mêmes.

En premier lieu se placent les expériences de M. le professeur Andral, à la Pitié. Ce célèbre confrère traita avec des globules 18 hommes et 17 femmes, en tout 55 malades, et il fit usage de 12 médicaments : *aconit, arnica, belladone, bryone, camomille, colchique, jusquiame, opium, mercure soluble, noix vomique, plomb* et *pulsatille*. Quelques exemples vous feront voir comment il a procédé. Voici, en effet, cinq de ses observations. Il s'agit de l'*aconit*, prescrit en globules, à la 24ᵉ dilution.

1ᵉʳ *malade.* 25 ans ; maladie : gastrite : symptômes prédo-

[1] Voy. Discours de M. Dumas au Sénat, à propos de la pétition adressée par les malades des dispensaires homœopathiques en vue d'obtenir un hôpital.

minants, fièvre intense; effets : 2 pulsations de moins en 24 heures, et le lendemain une variole confluente se déclare.

2e *malade.* Fièvre intense, quotidienne ; symptôme prédominant : impulsion du cœur ; effet nul.

3e *malade.* Amygdalite aiguë ; symptôme prédominant : fièvre intense ; effet : diminution du pouls et du mal de gorge.

4e *malade.* Tubercules ; symptôme prédominant : fréquence du pouls ; effet : diminution du pouls.

5e *malade.* Arthritis aiguë ; symptôme prédominant . fréquence du pouls ; effet : céphalalgie vive[1].

Je n'hésite pas à le dire; une expérience sérieuse et consciencieuse exigeait des observations mieux rédigées; et cependant, telles que nous les rencontrons, elles prouvent deux choses : l'ignorance du praticien et la puissance du médicament. L'ignorance du praticien, car si Hahnemann a dit que l'*aconit* convenait à la fièvre inflammatoire, il n'a point ajouté qu'il fût homœopathique à la fièvre des varioleux, à celle des rhumatisants et à la fièvre des tuberculeux. Lors donc que M. Andral l'a donné indistinctement à un malade atteint de variole, à un autre porteur d'une amygdalite, à un phthisique et dans une arthritis aiguë, il a montré qu'il ignorait cette première condition de l'homœopathicité : l'individualisation. Puis, on ne sait pas pendant combien de temps ce médicament a été donné, on ignore même combien de globules étaient administrés à la fois. De pareils faits prouvent donc contre leur auteur et non pas contre Hahnemann.

Je dis plus : ils déposent en faveur de l'action des globules. Quoi! voici un médicament en général mal choisi (nous l'aurions remplacé chez le premier malade par le *mercure* et le *thuya,* par la *belladone* chez le troi-

---

[1] Voy. *Bulletin de thérapeutique,* t. VI.

sième, par la *bryone* ou la *noix vomique* chez le cinquième), et, malgré cela ces globules diminuent : dans le troisième cas, la fièvre et le mal de gorge ; dans le quatrième, la fréquence du pouls, et vous dites que ces globules sont sans effet ! Vous reconnaissez qu'ils ont déterminé chez le cinquième malade une céphalalgie intense, et vous soutenez qu'ils sont inertes ! Franchement tout cela ne peut être sérieux.

En publiant les résultats de ses expériences, M. Andral a donc montré qu'il avait mal appliqué des principes qui lui étaient plus mal connus encore ; mais il n'a rien démontré contre la valeur de ces principes, non plus que contre l'efficacité de nos médicaments et l'action des doses infinitésimales.

Trousseau n'a pas été plus heureux. Voulant montrer que tous les succès des doses infinitésimales étaient dus à l'imagination, il fit préparer des boulettes de mie de pain, et les administra en annonçant à certains malades des effets terribles, en promettant à d'autres un soulagement important. Ses prévisions s'étant réalisées, il en conclut que son éloquence seule avait eu de la valeur, la mie de pain n'ayant pas encore de vertus médicinales reconnues et définies.

Malheureusement pour Trousseau, ces expériences, si elles prouvaient en faveur de l'imagination du malade, ne démontraient en rien l'inefficacité de nos médicaments, puisque ceux-ci n'avaient pas été employés, et que la première condition pour juger d'un agent thérapeutique, est de s'en servir, et de l'appliquer en suivant les préceptes tracés par ceux qui en préconisent l'emploi [1].

A côté de ces faits, d'une nullité absolue, il en faut placer d'autres plus importants pour la critique, puis-

---

[1] Voy. *Journal de la médecine homœopathique*, par MM. Curie et Léon Simon, 1853.

qu'ils ont été produits par les homœopathes eux-mêmes.

On trouve en première ligne les essais tentés par
de Horatiis à l'hôpital *della Trinità* à Naples, en 1828.
Ces expériences avaient été autorisées par le roi ; elles
commencèrent le 14 mars et finirent le 2 août. Dans cet
intervalle, 200 malades furent reçus, et un seul mou-
rut à la suite d'une variole confluente.

Certes, le résultat n'était pas défavorable à la nouvelle
doctrine ; cela n'empêcha nullement les médecins de
répandre les bruits les plus sinistres et d'élever leurs
plaintes jusqu'au pied du trône. Le roi envoya alors le
duc de Calabre s'assurer des faits. Celui-ci se rendit à
l'hôpital, parcourut les salles, demanda les statistiques et
lorsqu'il eut reconnu la vérité, il se borna à dire : Tous
ceux que je vois sont donc des morts ressuscités?

Mais ce qui prouve par-dessus tout la valeur de la pratique du docteur de Horatiis, ce fut l'effet produit sur
les médecins. Une commission, en effet, avait été nommée pour surveiller et contrôler la pratique du médecin homœopathe. Cette commission se composait de
huit membres ; sur ce nombre deux seulement suivirent
les visites avec exactitude, ce furent le docteur Marche-
roni et le docteur Alessi : tous deux adoptèrent l'homœopathie à la suite de ces études et devinrent de fidèles dé-
fenseurs de Hahnemann. Quant aux six autres, ils fer-
mèrent les yeux pour ne pas voir ; ils firent mieux encore
et s'abstinrent de venir à l'hôpital. Ainsi, pendant les
quatre mois et demi qui séparèrent le 14 mars du 2
août, Marry ne vint jamais, Julinca parut une fois, Del-
forno quatre fois, Lanza huit fois, Hicharassi une fois,
Ronchi cinq à six fois[1].

Voilà les faits ; vous pouvez les juger ; ils sont, je crois,
concluants. La guérison des malades et la conversion

<hr>

[1] Rapou, *Histoire de l'homœopathie*, t. II.

des juges, cela suffit pour prouver que les expériences de Naples furent favorables à notre cause.

Le 2 août, le roi quittait la capitale et emmenait de Horatiis, qui était son médecin; les expériences cessèrent par ce fait même, et les clameurs allopathiques ne tardèrent pas à s'apaiser.

Les choses se passèrent autrement en France. Il est bon, messieurs, que vous en connaissiez les détails, afin de juger où fut la bonne foi, afin aussi d'apprécier l'impartialité de nos adversaires.

A Lyon, le docteur Gueyrard fut convié à faire des essais dans le service de son ami, le docteur Pointe. L'expérience dura deux jours, pendant lesquels quatre malades furent confiés à l'homœopathie. Dès le premier jour, un de ces quatre malades avait été saigné par l'interne, en l'absence et sans le consentement de Gueyrard ; le nombre des malades fut donc par cela même réduit à trois. En arrivant le matin du troisième jour, notre confrère s'aperçut que les salles avaient été soumises à une fumigation aromatique. Il refusa d'être plus longtemps le jouet de son confrère, et se retira. Cette expérience fut une comédie, rien de plus.

Celle qui fut tentée, à l'Hôtel-Dieu de Paris, par le docteur Curie, assisté de mon père, eut un caractère analogue. Ces essais avaient lieu dans le service du docteur Bally; pour me servir d'une expression empruntée à un avocat dont le nom est plus illustre encore à la Faculté de médecine qu'au barreau, du vénérable M. Bally.

J'insiste sur ce point, car si les vénérables agissent ainsi vis-à-vis de leurs adversaires, que peut-on attendre des autres ?

Donc, le vénérable M. Bally livra aux médecins homœopathes huit malades[1] :

[1] Voy. *Lettre au ministre de l'instruction publique*, par le Dr Léon Simon, et les renseignements contenus dans les *Archives homœop.*, t. V.

1° Une femme de 70 ans, porteur d'un kyste de l'ovaire pour lequel elle avait subi onze fois la ponction ;

2° et 3° Deux catarrhes pulmonaires sur des sexagénaires ;

4° Une hépatite chronique avec flux hémorrhoïdal ;

5° Un emphysème pulmonaire, chez un vieux militaire cinq fois galeux ;

6° Une fièvre typhoïde, chez un jeune garçon ayant eu antérieurement une affection pulmonaire grave, et qui présentait des eschares au sacrum, lorsque le traitement homœopathique fut commencé ;

7° Un homme atteint de paralysie de la langue ;

8° Un phthisique au troisième degré.

Voici ce qu'on obtint : les deux catarrhes pulmonaires (n°° 2 et 3) furent améliorés ; le n° 4 vit le flux hémorrhoïdal diminuer notablement.

La fièvre typhoïde (n° 6) guérit, et le phthisique éprouva une sensible amélioration (n° 8).

Toutefois, mon père, jugeant que M. Bally tenait mal ses promesses vis-à-vis des homœopathes, se retira au bout de quelques semaines, après avoir adressé au chef de service une protestation motivée[1]. Curie continua quelque temps encore et obtint des succès ; mais une circonstance étrange l'empêcha d'en tirer parti.

Il avait été convenu que les observations de tous ces malades seraient relevées sur un registre, et que celui-ci resterait entre les mains de M. Bally. Cette clause fut exécutée. Mais le jour où les homœopathes demandèrent que ces documents fussent soumis à l'Académie, M. Bally répondit qu'il avait déménagé et que le registre était perdu.

Vous pouvez juger maintenant de la bonne foi de nos adversaires et comprendre pourquoi de pareilles tentatives restèrent sans conclusion.

[1] *Archives de la médecine homœopathique, t. V.*

Il en est de même des résultats obtenus par le docteur Chargé à l'Hôtel-Dieu de Marseille, en 1852[1]. Au premier abord, ces résultats paraissent foudroyants ; 26 malades furent traités, 21 moururent, 5 seulement guérirent. Reste à savoir ce qu'étaient ces vingt-six malades. On peut le dire d'un mot : tous étaient moribonds lorsqu'on les livra à l'homœopathie.

Pour bien apprécier un pareil résultat, il est utile de connaître les conditions dans lesquelles notre confrère se trouvait placé. Un mot d'historique est ici nécessaire.

Le maire de Marseille, effrayé de la mortalité de l'Hôtel-Dieu, et connaissant les succès obtenus par le docteur Chargé, proposa à celui-ci de lui donner une salle spécialement consacrée au traitement des cholériques par l'homœopathie. Cette ouverture avait lieu le matin, et le soir du même jour le docteur Chargé entrait en fonction. Il résulta d'abord de cette rapidité dans l'exécution que la salle livrée à l'homœopathie ne put pas être convenablement préparée quant au matériel. Un seul élève et un seul infirmier y furent attachés. Ce n'était pas suffisant.

De plus, on avait mis cette condition : que l'homœopathie et l'allopathie auraient alternativement leur jour de réception, de telle façon que les 3, 5 et 7 septembre, tous les cholériques furent confiés au docteur Chargé, et les 4, 6 et 8 à ses collègues de l'Hôtel-Dieu.

Rien n'était plus loyal en apparence, mais les médecins surent exploiter habilement les bonnes intentions du premier administrateur de la ville. Il leur suffit pour cela de garder en ville tous les cholériques qui n'étaient pas mourants les jours consacrés à l'homœopathie, et de faire l'inverse les autres jours.

De ce fait voici la preuve. Un malade placé dans ce qu'on nomme à Marseille la salle des fiévreux, est atteint

[1] Voy. *Trois jours à l'Hôtel-Dieu de Marseille*, par le D' Chargé.

du choléra le 6 septembre. On le garde et on le soigne. La maladie s'aggrave, et c'est seulement le 7, à six heures du matin, qu'on pense à le transporter dans un autre service. Ce jour étant celui de l'homœopathie, on fait venir un brancard et on se dispose à opérer le changement. Mais le docteur Chargé était arrivé et il déclara s'y opposer, disant que ce malade, atteint depuis la veille, appartenait aux cholériques de l'allopathie.

Rien de plus juste assurément. Mais, cela ne faisant pas le compte de nos adversaires, on cherche le directeur, les inspecteurs, etc., et la discussion recommence. Cette fois, elle n'eut pas à se prolonger : au milieu de ces allées et venues, le malade venait de mourir.

Ab uno disce omnes, pourrais-je dire. Supposez que le docteur Chargé soit arrivé cinq minutes plus tard, et le malade, atteint au centre même de l'hôpital et dans les conditions les plus désastreuses, était couché dans la salle de notre confrère et porté au compte de l'homœopathie alors que l'allopathie seule lui avait donné ses soins.

En résumé, 26 moribonds furent traités par l'homœopathie et 5 furent guéris ; voici le résultat vrai de cette expérience. Qu'aurait fait l'allopathie avec de pareils sujets ? Il est permis de l'inférer de ses succès antérieurs. Ainsi du 20 juillet au 1er août, le registre de l'Hôtel-Dieu de Marseille constatait 7 admissions et 7 morts ; les 6, 7, 9 août, 4 admissions, 4 morts ; les 20, 21, 22 août, 4 admissions, 4 morts. Elle a donc eu des jours plus désastreux que ceux de l'homœopathie. Et dans ses beaux jours que fait-elle ? Elle perd, le 2 août, 2 malades sur 3 ; le 17, 4 malades sur 5 ; le 1er septembre e même [1]. Certes, messieurs, il n'y a pas lieu d'être fier d'un si mince résultat.

Vous ne serez donc pas étonnés, en présence des détails qui précèdent, si je soutiens que les chiffres de Mar-

---

[1] Voy. la brochure du Dr Chargé.

seille n'annulent en rien ceux qui expriment la pratique réelle de l'homœopathie, non pas pendant trois jours d'une épidémie terrible, mais pendant toute sa durée.

Or, au bout de ces trois jours, l'infirmier et l'élève étaient épuisés; malgré les réclamations du docteur Chargé, tous les soins accessoires dont les cholériques ont besoin manquaient de la manière la plus complète. Les couvertures elles-mêmes étaient insuffisantes. Notre confrère, obligé de répondre à la fois aux exigences d'une vaste clientèle et au service de l'hôpital, était harassé. Il prit donc le parti de renoncer, et cette fois encore, il fallut reconnaître que, s'il y avait eu une victime sacrifiée aux rancunes de parti, c'était l'homœopathie et non pas les malades confiés à la puissance et au dévouement sans borne du disciple de Hahnemann.

J'en ai fini, messieurs, avec ces expériences malheureuses, vous pouvez apprécier leur valeur ; elle est nulle. La question resterait donc tout entière, si Tessier d'une part, le docteur Liagre de l'autre, les médecins des hôpitaux d'Allemagne, d'Angleterre et d'Amérique n'avaient recueilli des chiffres concluants et devant lesquels l'action des médicaments homœopathiques, donnés à doses infinitésimales, ne peut être mise en doute.

On l'a bien senti; et comme, en définitive, ces faits heureux se multipliaient dans la clientèle particulière à chacun de nous, aussi bien que dans la pratique hospitalière, on essaya de les expliquer. Ce fut alors qu'on imagina de renvoyer les succès de l'homœopathie à la sévérité de son régime et de soutenir que notre thérapeutique était seulement une expectation déguisée.

Mais notre régime, il suffit de le connaître pour en apprécier la valeur.

Dans les maladies aiguës, il ne diffère pas de celui prescrit par nos adversaires ; il se résume en un mot : la diète. Seulement celle-ci est moins sévère, moins rigoureuse, surtout moins prolongée avec nous qu'avec eux. La conséquence, c'est que les convalescences sont plus courtes, les forces ayant été mieux ménagées.

Or, la diète appartient, dans ce cas, à toutes les écoles ; pourquoi est-elle si puissante dans nos mains et si dangereuse dans les mains de l'allopathie ?

Pour les maladies chroniques, le régime est des plus simples ; il doit répondre à deux conditions : ne rien permettre qui puisse nuire au malade, ne rien autoriser qui soit capable d'entraver l'action du médicament.

La première condition est un facteur commun à toutes les écoles ; la seconde se réduit à proscrire les épices, le café noir, les liqueurs, les crudités, les viandes fumées, marinées, etc., les excès de tous genres. Mais n'est-ce pas encore ce que font tous les médecins ?

Soyez donc justes, et reconnaissez qu'avec de pareilles prescriptions on ne saurait arriver aux résultats que nous obtenons tous les jours. Pour y atteindre, il faut, messieurs, des médicaments choisis d'après les règles que je vous ai tracées, préparés par voie de trituration ou de dilution, et donnés à doses infinitésimales.

L'action de ces dernières, justifiée par la raison et prouvée par l'expérience, est donc hors de toute contestation ; reste à savoir si elle a des limites et quelles elles peuvent être.

Hahnemann a pris soin de répondre lui-même à cette question. « Ce n'est, a-t-il dit, que dans un cas extrêmement pressant, où le danger que la vie court et l'imminence de la mort ne laisseraient pas le temps d'agir à un médicament homœopathique, et n'admettraient ni des heures, ni parfois même des minutes de délai, dans les maladies survenues tout à coup chez des hommes auparavant bien portants, comme les asphyxies, la fulguration, la suffocation, la congélation, la submersion, etc., qu'il est permis et convenable de commencer au moins par ranimer l'irritabilité et la sensibilité à l'aide de palliatifs, tels que de légères commotions électriques, des lavements de café fort, des odeurs excitantes, l'action progressive de la chaleur, etc. Dès que la vie physique est ranimée, le jeu des organes qui l'entretiennent reprend son cours régulier, parce qu'il n'y avait point ici de maladie, mais seulement suspension ou oppression de la force vitale, qui, d'ailleurs, se trouvait par elle-même dans l'état de santé [1]. »

Rien de plus précis que ces conseils; en voici d'autres qui démontrent la part faite par l'auteur de l'*Organon* aux moyens mécaniques. « On éloigne, dit-il, les fleurs trop odorantes qui déterminent la syncope et des accidents hystériques ; on extrait de la cornée le corps étranger qui détermine une ophthalmie; on enlève, pour le réappliquer mieux, l'appareil trop serré qui menace de faire tomber un membre en gangrène ; on met à découvert et on lie l'artère dont la blessure donne lieu à une hémorrhagie inquiétante ; on cherche à faire rendre par les vomissements les baies de belladone qui ont pu être avalées ; on retire les corps étrangers qui se sont introduits dans les ouvertures du corps (le nez, le pharynx, l'oreille, l'uréthre, le rectum, le vagin) ; on broie la pierre dans la vessie, on ouvre l'anus imperforé du nouveau-né [2], etc. »

J'ai rappelé ces citations parce qu'elles établissent très-nettement la part des moyens allopathiques et des procédés chirurgicaux, et enfin celle des médicaments homœopathiques donnés à doses infinitésimales.

Mais ici, une question pratique se présente encore : nous vous proposons en effet, messieurs, l'emploi des dynamisations poussées jusqu'à la trentième puissance et au delà, et vous aurez le droit de demander quelle est celle de ces divisions que vous devrez préférer. Ma ré-

---

[1] *Organon.* § 7, note, p. 108.
[2] *Organon*, § 67, p. 155

ponse sera bien simple : il faut les employer toutes,
fixant votre choix en raison de la nature du médicament,
de la susceptibilité du malade et de la marche de la
maladie.

Moins le médicament sera soluble, plus vous devrez
élever la dilution ; plus la marche de la maladie sera rapide et les accidents redoutables, plus la dilution sera
basse. Quant à l'emploi du médicament en masse, il a
été recommandé dans trois cas seulement ; pour l'arnica en teinture mère dans les lésions traumatiques,
pour la teinture de camphre dans le traitement du choléra, et pour le sulfate de quinine contre la fièvre intermittente pernicieuse. Dans ce dernier cas, le médicament
est homœopathique, car il répond à la loi de similitude. On
a donné, pour un moment, une dose massive parce que la
maladie avait une intensité foudroyante, que le danger était
tellement grave et pressant, que quelques heures, quelques minutes de délai pouvaient compromettre la vie, enfin
parce que la force vitale était comprimée et qu'il fallait
exciter la réaction par une violente secousse. Mais la mort
éloignée, le malade n'est pas guéri; seulement les dilutions
redeviennent suffisantes ; elles se sont montrées telles
dans tous les autres cas.

III

Au point où nous sommes arrivés, j'ai le droit, messieurs, de faire deux hypothèses. Il m'est permis de
supposer qu'après m'avoir prêté une attention aussi soutenue et aussi bienveillante, plusieurs d'entre vous se dé-
cideront à expérimenter l'homœopathie. Quelques conseils
pourront encore leur être utiles.

Je puis supposer aussi qu'un jour viendra où les temps
ayant changé, on nous demandera de reprendre les expériences déjà faites et de les reprendre dans un service

public ; je dois dire à quelles conditions une pareille proposition pourrait être acceptée.

1° Si vous voulez expérimenter vous-même, ne négligez aucun des principes dont nous avons parlé. Prenez-les pour accordés et demandez seulement à l'application clinique cette consécration qu'elle seule peut donner.

Donc, ne vous attachez pas d'une manière trop exclusive aux dénominations pathologiques, ne poursuivez pas cette chimère qu'Hahnemann appelait la cure du nom ; n'oubliez pas, par exemple, que toutes les pneumonies ne cèdent pas à l'*aconit*, à la *bryone* et au *phosphore* ; car, en dehors de ces trois médicaments, exclusivement employés par Tessier dans ses études, il y a encore le *sulfur*, le *lachesis*, la *pulsatile*, etc.

Surtout individualisez ; vérifiez votre médicament, et lorsque vous serez sûrs que son choix est bien homœopathique, n'hésitez pas à le prescrire.

Avez-vous affaire à une maladie aiguë, dissolvez dans 100 grammes d'eau 5 à 6 globules d'une dilution moyenne, et donnez une cuillerée à bouche de cette solution toutes les deux, trois ou quatre heures, selon la gravité de la maladie et la rapidité de sa marche.

Dans les maladies chroniques, employez des dilutions plus hautes, la 30ᵉ le plus souvent ; dissolvez encore 5 à 8 globules dans 150 grammes d'eau, et donnez une cuillerée le matin et une le soir.

Ne faites jamais prendre le médicament pendant la digestion ; une heure avant le repas et trois heures après, voilà la limite ordinaire. Si le malade observe la diète, laissez-le boire une demi-heure avant le médicament et un quart d'heure après.

En même temps, tracez le régime en observant les précautions dont je parlais tout à l'heure.

Dès que la maladie vous paraîtra sérieusement modifiée, choisissez une autre substance qui soit en rapport

avec les symptômes nouveaux. Si ce changement indique
une amélioration notable, laissez agir le médicament jusqu'à ce que vous aperceviez une recrudescence. A ce moment choisissez une autre substance active et donnez-la
comme je l'ai dit.

Soyez sûrs, en suivant ces conseils, que vous arriverez
à un résultat heureux[1].

2° S'il arrivait, par impossible,— mais vous savez qu'il
est bon d'espérer quelquefois contre toute espérance :
spes contra spem, — s'il arrivait, dis-je, qu'on fît de nouveau appel au dévouement des homœopathes, en leur
proposant un service public, voici les conditions qu'il
faudrait poser ; les tentatives antérieures nous en feraient
une obligation.

Nous demanderions en premier lieu qu'un local tout
entier nous soit affecté : nous voudrions être chez
nous. N'avez-vous pas remarqué que toutes les tentatives
faites dans des hôpitaux ou dans des services exclusivement homœopathiques avaient constamment prouvé la
supériorité de notre thérapeutique, tandis que les mêmes tentatives accomplies dans des services étrangers
avaient échoué ?

Cette prétention, au reste, se justifie par cette seule
considération : que l'homœopathie est une doctrine et
non pas une médication. Or, si une série de moyens peut
en quelque sorte s'essayer, partout, une doctrine doit
avoir son sanctuaire et pouvoir compter sur ses assistants.
De plus, pour diriger un traitement, il faut être libre,
pouvoir organiser son service selon qu'il est nécessaire ; on agit mal quand on est chez les autres.

2° La seconde condition serait de n'admettre que les
malades qui se présenteraient volontairement et le de-
manderaient ; car c'est surtout quand il s'agit de la santé

---

[1] Voy. le livre du Dr Teste . *Comment on devient homœopathe.*

qu'il faut respecter la liberté de chacun. Choisir son médecin et son mode de traitement, n'est-ce pas déjà un soulagement pour celui qui souffre? Cette condition, au reste, avait été officiellement reconnue dans une circonstance dont je dois vous dire un mot.

Vers 1840, le docteur Léon Marchant, de respectable mémoire, devait être nommé médecin à l'hôpital Saint-André de Bordeaux, dont il était déjà médecin-adjoint. Mais au moment de l'entrée en fonction, on se rappela que notre confrère avait adopté l'homœopathie, et la commission administrative des hospices du chef-lieu de la Gironde imposa pour condition que le nouveau chef de service s'abstiendrait de toute pratique conforme aux enseignements de Hahnemann.

Léon Marchant, pensant qu'il s'agissait surtout d'éviter l'emploi des petites doses, accepta, supposant qu'on n'aurait jamais lieu d'incriminer sa conduite s'il prenait pour guide la loi des semblables, et sur cette dernière question, il voulait être invincible. Comment, en effet, en présence d'une maladie aiguë, s'adonner aux purgatifs et aux vésicatoires quand on possède des moyens plus directs?

Léon Marchant, ayant donc choisi ses médicaments pour ses malades de l'hôpital comme il faisait pour ceux de la ville, les prescrivit en teinture, au lieu de les donner en globules. On vit alors figurer sur les cahiers de visite : potion à l'alcoolature d'aconit, de bryone, de belladone, etc. Comme, en définitive, cette pratique réussissait mieux que celle de ses collègues, Léon Marchant fut dénoncé. La commission administrative s'adressa au ministre, et celui-ci consulta l'Académie pour savoir si la pratique qu'on lui demandait de condamner était bien l'homœopathie.

L'Académie fit cette réponse :

1° La doctrine avouée par M. L. Marchant, et suivie par

lui autant que cela lui a été possible dans son service à l'hôpital, est la doctrine homœopathique ;

2° En conséquence, la commission administrative des hospices de Bordeaux est fondée à trouver que l'engagement pris par M. L. Marchant, et dont elle avait fait une condition de sa présentation comme chef de service, n'a pas été remplie.

La condamnation était absolue. Ce n'était pas, cette fois, les doses infinitésimales qui se trouvaient proscrites; mais bien l'emploi des médicaments spécifiques, choisi d'après la loi des semblables.

Seulement, pour être conséquente avec elle-même, la commission administrative aurait dû défendre aux collègues de M. L. Marchant de prescrire la belladone dans la scarlatine, le mercure contre la syphilis, l'opium dans le *delirium tremens* et *tutti quanti*. Faute d'avoir eu cette pensée, son opposition est devenue un fait personnel et non plus une question scientifique, une sorte de persécution dont les malades seuls ont eu à souffrir.

L'administration supérieure fut mieux inspirée ; elle transmit la décision académique sans vouloir s'associer aux vieilles rancunes du docte aréopage, et le ministre ajouta le paragraphe suivant :

« *Toutefois, comme il s'agit d'une question délicate, en ce sens qu'elle touche à l'indépendance et à la conscience du médecin en même temps qu'au progrès de la science, il y a lieu d'examiner si, en obligeant M. Léon Marchant à s'abstenir de toute pratique homœopathique dans son service, il ne conviendrait pas de mettre à sa disposition une salle dans laquelle se rendraient* VOLONTAIREMENT *les malades qui préféreraient la méthode homœopathique. De cette manière, sans confusion et sans inconvénients possibles, on pourrait expérimenter complètement un système dont le rapport fait à l'Académie de médecine constate la nature, mais non les mauvais résultats, et on ne mettrait point M. Léon Marchant*

*dans la nécessité d'opter entre sa place et ses convictions
scientifiques, qui sont respectables en elles-mêmes*[1]. »

Je le dis hautement, messieurs, un pareil vœu honore
à la fois l'administrateur assez indépendant pour le formuler et le médecin qui avait su s'en rendre digne. Il
justifie également les conditions que je posais à de nouvelles études, je ne dis pas à de nouvelles expériences,
car celles-ci sont inutiles : l'homœopathie a fait assez
souvent ses preuves.

Si donc les homœopathes étaient appelés à se charger
d'un service, il faudrait que les malades eussent le droit
de s'y rendre sans contrainte ; pour cela, il faut plus
qu'une salle dans un hôpital ; un établissement spécial
est nécessaire.

Enfin, cette condition étant la seule qui nous permette
d'avoir un personnel convenable et sur lequel on puisse
compter pour les soins nécessaires entre deux visites du
médecin, nous ne pourrions y renoncer sans compromettre le résultat d'une pareille entreprise.

Si la Providence réservait à la doctrine de Hahnemann
une pareille épreuve, croyez, messieurs, que tous nous
serions prêts à la tenter. Placés comme je viens de le
dire, nous demanderions un contrôle complet : celui de
notre diagnostic et celui de nos moyens. La surveillance
même la plus tracassière, nous l'accepterions encore ;
mais si les résultats de l'enquête devaient être consignés
sur un registre, nous exigerions qu'ils le fussent en partie double, afin que les documents ne se perdissent pas au
moment où il serait utile de les livrer à la publicité.

Et maintenant, messieurs, je m'arrête, car j'ai parcouru le cercle que j'avais tracé en commençant. Je voulais vous faire connaître la doctrine de Hahnemann dans
ses principes et dans sa méthode, vous avez pu l'apprécier

---

[1] *Journal de la médecine homœopathique*, publié par la Société Hahnemannienne de Paris, t. V.

sous ce double rapport ; je vous avais promis de justifier la valeur des moyens qu'elle emploie, je crois avoir tenu parole à cet égard. Vous pouvez donc répondre à cette question : Qu'est-ce que l'homœopathie?

Vous pouvez aussi comprendre pourquoi mon père la définissait : Une réforme intégrale en l'art de guérir. N'avons-nous pas été obligés de reprendre la science jusque dans ses principes fondamentaux ? n'avons-nous pas dû discuter successivement le problème physiologique, le problème pathologique et le problème pharmaco-dynamique avant d'arriver à la thérapeutique elle-même ?

Il y a plus, messieurs. Vous avez pu voir avec quelle rigueur les solutions proposées par Hahnemann s'enchaînent dans leur développement logique et leur application. Je puis donc le répéter à mon tour : La réforme hahnemannienne nous offre trois caractères : elle est une, elle est pratique, elle est suffisante.

Elle est une par le but qu'elle se propose et par la manière dont elle l'atteint ; elle est pratique, car toutes ses conclusions conduisent à mieux guérir en connaissant mieux l'homme sain, l'homme malade, et les médicaments, et en fixant d'une manière précise la loi des actions thérapeutiques.

Elle est suffisante, car elle embrasse toutes les indications à remplir et fixe même les exceptions qu'il faut admettre.

Vous comprenez maintenant pourquoi nos maîtres ont revendiqué le titre d'homœopathes et repoussé l'éclectisme. Qu'aurions-nous, en effet, à demander à la tradition ? Des principes ? elle n'en a aucun qui ait traversé les siècles sans rencontrer des principes opposés. Une méthode ? elle n'en a pas. Empruntant tour à tour celle du physicien et celle du chimiste, reflétant de la manière la plus exacte les systèmes philosophiques qui se succédaient, elle n'a point su, jusqu'à Hahnemann, en formuler une qui lui appartînt.

Au surplus, messieurs, pouvons-nous supposer que l'éclectisme, si impuissant en philosophie, ait une si grande valeur pour la médecine? Vous pouvez en juger par les résultats.

Représenté sous le premier rapport par un homme au style magique et à la parole entraînante, il n'a point survécu à son illustre représentant, et il s'est abîmé entre le matérialisme qui nous menace et la philosophie catholique qui nous défend.

En médecine, il a été plus impuissant encore, et celui qui a voulu en soutenir le drapeau a été le plus grand dogmatiste des temps modernes. Tessier n'a-t-il pas arboré en physiologie le dogmatisme le plus absolu, celui de saint Thomas? en pathologie, le dogme de l'essentialité morbide, en thérapeutique la loi des semblables? Seulement ces trois dogmatismes, étrangers l'un à l'autre, n'ont pu se fondre pour l'utilité de la science et les progrès de la pratique. S'il en eût été autrement, il serait sorti de leur union une doctrine nouvelle à laquelle il aurait fallu donner un nom. Cette doctrine ayant son critérium aurait dominé toutes les autres, elle aurait été dogmatique et non pas éclectique.

Pour moi, messieurs, je ne connais pas de dogmatisme médical plus complet et mieux enchaîné, surtout plus pratique que celui de Hahnemann; j'y reste donc attaché, convaincu qu'il est assez large pour accepter tous les progrès et pour embrasser toutes les vérités que nous apporte la tradition, assez précis pour nous garantir de ses erreurs. J'espère vous avoir montré dans le cours de ces conférences qu'il en est réellement ainsi. Je ne veux donc plus ajouter qu'un mot, remplir un dernier devoir en vous remerciant de votre attention soutenue et bienveillante. Je le fais de grand cœur, car c'est un hommage rendu à la vérité, un signe infaillible de votre amour pour le progrès, de votre respect de la science et de la liberté du savant.

L'an prochain, je l'espère, il me sera donné de vous convoquer de nouveau ; mais alors nous abandonnerons les questions générales pour pénétrer davantage dans les difficultés de la pratique. Cette étude sera moins attrayante sans doute ; mais en vous faisant plus exactement apprécier la puissance de la thérapeutique hahnemannienne, elle vous convaincra mieux encore et vous fera mieux apprécier le génie de Hahnemann et l'admirable découverte dont il a doté la science au profit de l'humanité.

TABLE

PARIS. — IMPRIMERIE SIMON RAÇON ET COMP., RUE D'ERFURTH, 1

OUVRAGES DU DOCTEUR LÉON SIMON (PÈRE)

Lettre à M. le ministre de l'instruction publique, en réponse au juge
ment de l'Académie royale de médecine sur la doctrine homœopathique, au nom de
l'Institut homœopathique de Paris. Paris, 1855. In-8. 64 pages. . . . . . . 1 fr. 50

—— **Leçons de médecine homœopathique.** Paris, 1856. In-8, 556 p. 8 fr

—— **Mémoire sur les maladies scrofuleuses.** Paris, 1856. In-8.

—— **Lettre à MM. les membres de la Faculté de médecine de
Paris,** en réponse aux attaques dirigées contre la doctrine homœopathique dans la
séance solennelle de la Faculté, du 3 novembre 1842. Paris, 1843. In-8, 126 p. 1 fr. 50

—— **Du choléra-morbus épidémique.** De son traitement préventif et curatif,
selon la méthode homœopathique. Rapport publié par la Société hahnemannienne de
Paris. Paris, 1848. In-8 de 94 pages. . . . . 1 fr.

—— **Exposition de la doctrine médicale homœopathique,** ou Organon
de l'art de guérir, par S. Hahnemann, traduit de l'allemand sur la dernière édition,
par le docteur A.-J.-C. Jourdan. Quatrième édition, augmentée de commentaires par
le docteur Léon Simon père, précédée d'une notice sur la vie et les travaux de S. Hahnemann, accompagnée d'un portrait gravé sur acier. Paris, 1856. In-8 (XLVIII),
568 pages. . . . . 8 fr.

OUVRAGES DU DOCTEUR LÉON SIMON (FILS)

Du rapport de la théorie des crises et des jours critiques avec les principes
et la thérapeutique de l'homœopathie. Mémoire couronné par le Congrès homœopathique de Bordeaux. Paris. 1856. In-8, 46 pages. . . . . 1 fr.

—— **L'Homœopathie** sans l'allopathie. Lettre à M. le docteur Félix Andry. Paris,
1855. In-8 de 58 pages. . . . . 1 fr.

—— **Thérapeutique homœopathique des maladies des enfants,** par
le docteur F. Hartmann, traduit de l'allemand par le docteur Léon Simon fils. Paris,
1853. 1 vol. in-8 de 600 pages. . . . . 8 fr.

**Guide du médecin homœopathe au lit du malade, et répertoire
de thérapeutique homœopathique,** par le docteur B. Hirschel. Traduit de
l'allemand par le docteur Léon Simon fils. Paris, 1858. In-12 (XI), 354 pag   3 fr. 50

—— **De l'origine des espèces,** en particulier du système Darwin. Paris, 1867.

—— **Traité de médecine homœopathique domestique,** par le docteur
Hering. Traduit sur la 12ᵉ édition allemande, par le docteur Léon Simon fils.

—— **Des maladies vénériennes et de leur traitement homœopathique.** Paris, 1860. 744 pages. 6 fr.

—— **Lettre au Dʳ Imbert-Gourbeyre.** Paris, 1866.

BOYER (A.). **Étude sur l'ophthalmoscope.** Paris, 1864. In-8 de 77 pages. . . . . 1 fr. 50

—— **Des ophthalmies** scrofuleuse, herpétique, rhumatismale et de leur traitement homœopathique. Paris, 1867. In-8. . . . . 2 fr.

CHANCEREL (V.). **De l'angine et de ses variétés.** Mémoire couronné par la Société hahnemannienne de Madrid. Paris, 1865. In-8, 94 p. . . . . . . 2 fr. 50.

HAHNEMANN (Samuel). **Exposition de la doctrine homœopathique,** ou Organon de l'art de guérir, traduit de l'allemand, sur la dernière édition, par le docteur J.-L. Jourdan. 4ᵉ édition, augmentée de commentaires et précédée d'une notice sur la vie, les travaux et la doctrine de Hahnemann, par le docteur Léon Simon père. Paris, 1856. In-8, xlviii-568 p., avec un portrait gravé sur acier. 8 fr.

—— **Doctrine et traitement homœopathique des maladies chroniques.** Traduit de l'allemand sur la dernière édition par A.-J.-L. Jourdan. 2ᵉ édition, entièrement refondue et considérablement augmentée. Paris, 1846. 3 vol. in-8, chacun de 600 p. . . . . 23 fr.

—— **Études de médecine homœopathique,** par le docteur S. Hahnemann. Paris, 1856. 2 vol. in-8 de chacun 600 pages. . . . . 14 fr.
Chaque volume se vend séparément. . . . . 7 fr.

HARTMANN. Thérapeutique homœopathique des maladies des enfants; traduit de l'allemand, avec des notes, par le docteur Léon Simon fils, membre de la Société médicale homœopathique de France. Paris, 1853. In-8 de 700 p. . . . . 8 fr.

HERING (C.). **Médecine homœopathique domestique.** Nouvelle édition française; traduite sur la 11ᵉ édition allemande, et précédée de Notions de thérapeutique générale et d'hygiène, par le docteur Léon Simon fils. Paris, 1867. In-12, 600 p. avec 100 fig. . . . . 7 fr.

HIRSCHEL (B.). **Guide du médecin homœopathe au lit du malade, et Répertoire de thérapeutique homœopathique.** Traduit de l'allemand par le docteur Léon Simon fils. Paris, 1858. In-12, xii-332 p. . . . . 3 fr. 50.

JAHR (G. H. G.). **Principes et règles** qui doivent guider dans la pratique de l'homœopathie. Exposition raisonnée des points essentiels de la doctrine médicale de Hahnemann. Paris, 1857. In-8, xvi-528 p. . . . . 7 fr.

—— **Nouveau manuel de médecine homœopathique,** divisé en deux parties: 1° *Manuel de matière médicale,* ou Résumé des principaux effets des médicaments homœopathiques, avec indication des observations cliniques ; 2° *Répertoire thérapeutique et symptomatologique,* ou Tables alphabétiques des principaux symptômes des médicaments homœopathiques; avec des avis cliniques. 7ᵉ édition, revue et considérablement augmentée. Paris, 1862. 4 vol. in-12. . . . . 18 fr.

JAHR (G. H. G.) et **CATELLAN** frères. **Nouvelle pharmacopée homœopathique,** ou Histoire naturelle, préparation et posologie ou administration des doses, des médicaments homœopathiques. 3ᵉ édition, revue et considérablement augmentée. Paris, 1862. In-18 jésus, x-436 p., avec 144 fig. . . . . 7 fr.

SIMON (Léon) fils. **Des maladies vénériennes et de leur traitement homœopathique.** Paris, 1860. In-18 de 744 p. . . . . 6 fr.

—— **De l'origine des espèces,** en particulier du système Darwin. Paris, 1865. In-8, 65 p. . . . . 1 fr. 50

SIMON (Léon) père. **Leçons de médecine homœopathique.** Paris, 1856. In-8. . . . . 6 fr.

L'HAHNEMANNISME

JOURNAL

DE LA

MÉDECINE HOMOEOPATHIQUE

Rédigé par les docteurs

BOYER, CHANCEREL père, CHANCEREL fils, DESTERNE JAHR, LÉON SIMON fils

---

CONDITIONS

L'Hahnemannisme, journal de la médecine homœopathique, parait à dater du 1er décembre 1867, le 1er de chaque mois, par cahiers de 5 feuilles in-8°, et forme, chaque année, un volume. (La première année comprend jusqu'au 31 décembre 1868.)

PRIX DE L'ABONNEMENT POUR UN AN

Paris . . . . 12 fr.
Les départements et l'Algérie . . . . 14 »